Pflegedokumentation

Formulierungshilfen für den Pflegebericht

Christine Schwerdt

4., überarbeitete Auflage

Dr. Felix Büchner · Handwerk und Technik · Hamburg

Hinweis für Leserinnen und Leser: Erkenntnisse in Pflege und Medizin entwickeln sich durch Forschung und klinische Erfahrungen ständig weiter. In diesem Werk wurde sorgfältig geprüft, dass alle Inhalte, insbesondere therapeutische Angaben, dem derzeitigen Wissensstand entsprechen. Für Änderungen und Fehler, die trotz sorgfältiger Überprüfung aller Angaben nicht völlig auszuschließen sind, wird keinerlei Verantwortung oder Haftung übernommen. Jeder Nutzer und jede Nutzerin sollte anhand weiterer Informationsquellen überprüfen, ob es abweichende Angaben gibt und seine/ihre Entscheidungen in eigener Verantwortung treffen. Für die Vollständigkeit und Auswahl der aufgeführten Medikamente, Dosierungsanweisungen und Applikationsformen übernimmt der Verlag keine Gewähr. Jede Dosierung oder Applikation erfolgt auf Verantwortung der Benutzerin/des Benutzers.

Ein Markenzeichen kann warenrechtlich geschützt sein, ohne dass dieses besonders gekennzeichnet wurde.

Der leichteren Lesbarkeit halber, wurde für Personen mal die männliche, mal die weibliche Schreibweise genutzt. Selbstverständlich sind stets jegliche Geschlechter gemeint.

ISBN 978-3-582-55362-1 Best.-Nr. 4636

Verlag Dr. Felix Büchner GmbH & Co. KG – Handwerk und Technik GmbH,
Lademannbogen 135, 22339 Hamburg; Postfach 63 05 00, 22331 Hamburg – 2024
E-Mail: info@handwerk-technik.de – Internet: www.handwerk-technik.de

Satz und Layout: PER MEDIEN & MARKETING GmbH, 38102 Braunschweig
Zeichnungen: Scott Krausen, Dipl.-Biol., Mönchengladbach
Druck: Beltz Grafische Betriebe GmbH, 99941 Bad Langensalza

„Pflegedokumentation darf keine lästige Pflicht sein, sondern ist ein notwendiges Instrument zur Gestaltung professionellen pflegerischen Handelns." [1]

Dieses Buch unterstützt Pflegende, Pflegemaßnahmen und Beobachtungen fachgerecht im Pflegebericht zu dokumentieren. Das wichtigste Ziel der Pflegedokumentation ist, den Pflege- bzw. Gesundheitszustand der zu pflegenden Person zu beschreiben. Die Kolleginnen und Kollegen aus dem Pflegeteam, die die nächsten Schichten übernehmen, können sich so ein Bild machen – und auch nach der Übergabe noch nachlesen. Aber auch andere therapeutische Berufsgruppen, welche die zu pflegende Person seltener sehen, können sich dank der Pflegedokumentation einen Einblick in deren Situation verschaffen.

Die Pflegedokumentation hilft, das Ergebnis des Pflegeprozesses zu bewerten:

- Welche Beobachtungen sind einer Maßnahme vorausgegangen?
- Wann wurde welche Maßnahme wie durchgeführt?
- Wie hat sich eine Maßnahme ausgewirkt?

Die wichtigste Tätigkeit von Pflegefach- und Pflegehilfspersonen ist die Pflege und Betreuung der zu pflegenden Person. Daher dokumentieren sie genau jene Maßnahmen und Beobachtungen, die für den Pflege- bzw. Gesundheitszustand der zu versorgenden Person relevant sind. Und so lautet auch das Ziel dieses Buchs: **Dokumentiert wird so viel wie nötig – nicht so viel wie möglich!**

Den Pflege- bzw. Gesundheitszustand einer zu pflegenden Person können nur die Pflegenden, welche die betreffende Person versorgen, einschätzen. Ihre Aufgabe ist, zu entscheiden, welche Beobachtungen und Maßnahmen im Einzelfall zu dokumentieren sind. So mag ein Thema für die eine zu pflegende Person sehr wichtig sein, während es bei einer anderen zu pflegenden Person als Nebensache gilt, weil es ihren Pflege- bzw. Gesundheitszustand nicht beeinflusst. Dieses Buch hilft, im Pflegebericht nichts zu vergessen. Auszubildenden und Wiedereinsteigern, die die Dokumentation (neu) erlernen, oder erfahrenen Pflegenden, die ihren Dokumentationsstil überdenken möchten, hilft dieses Buch in der täglichen Arbeit.

Dieses Buch wurde für die professionelle Pflege verfasst – unabhängig vom Alter der zu pflegenden Person. Der Einfachheit halber ist von zu pflegenden oder pflegebedürftigen Personen die Rede. Damit sind sowohl Patientinnen/Patienten, Bewohnerinnen/Bewohner, Klientinnen/Klienten als auch Kundinnen/Kunden gemeint – eben all jene Menschen, die eine professionelle pflegerische Versorgung erhalten.

Inhaltsverzeichnis

Wie wende ich dieses Buch an?

Dieses Buch ist sowohl für Neulinge in der Pflege, also vor allem Auszubildende, gedacht, aber auch für examinierte Pflegende, die z. B. die Fachrichtung wechseln oder sich einfach bei der Dokumentation helfen lassen möchten, geeignet. Dieses Buch hilft in zweierlei Weise:

- Wer möchte, liest die Einleitung von vorne bis hinten und eignet sich dabei fundiertes, auf den Punkt gebrachtes Wissen rund um die Pflegedokumentation an. Oder man liest einfach nur den Teil, der einem gerade wichtig erscheint oder zu dem es aktuelle Fragen gibt.
- Das Stichwortverzeichnis bietet zu mehr als 930 Stichworten Hilfestellung für die konkrete Dokumentation im Pflegebericht.

Beispiel

Im Buch finden Sie:
Wärmeanwendung: Grund; Dauer; Art der Wärmeanwendung; gewärmte(r) Körperteil(e); Resultat der Maßnahme; ggf. Körpertemperatur vor und nach der Anwendung; durchgeführte Information ↑/Beratung ↑/Anleitung ↑

In der Anwendung setzen Sie diese Stichpunkte dann in die Tatsachen um, also z. B.
Schmerzen am rechten Ellenbogen; Wärmepack mit Waschlappen umwickelt und Ellenbogen in Rückenlage im Bett daraufgelegt; Wärmepack nach 30 Minuten entfernt; Schmerzen laut Frau M. rückläufig; Frau M. informiert, dass sie sich bitte melden soll, wenn die Schmerzen wieder stärker werden

Schmerzen am Ellenbogen → Grund
30 Minuten → Dauer
Wärmepack mit Waschlappen → Art der Wärmeanwendung
Ellenbogen → gewärmter Körperteil
Schmerzen laut Frau M. rückläufig → Resultat der Maßnahme
Bitte um Meldung, wenn die Schmerzen wieder stärker werden → Information

Datum und Zeitpunkt sind bei jedem Eintrag in den Pflegebericht anzugeben und daher nur in Ausnahmefällen bei den Stichworten erwähnt.

Einleitung

Warum wird dokumentiert?

Die Pflicht zur Pflegedokumentation ergibt sich unter anderem aus § 630f des Bürgerlichen Gesetzbuchs (BGB). Hier heißt es: „Der Behandelnde ist verpflichtet, zum Zweck der Dokumentation in unmittelbarem zeitlichem Zusammenhang mit der Behandlung eine Patientenakte in Papierform oder elektronisch zu führen." Als Behandelnde gelten all jene Berufsgruppen, die direkt mit der zu pflegenden Person arbeiten, also z. B. Pflegende, Ärztinnen/Ärzte, Therapeutinnen/Therapeuten.

Ebenso fordert das Elfte Sozialgesetzbuch (SGB XI), das die soziale Pflegeversicherung regelt, in § 113 eine „praxistaugliche, den Pflegeprozess unterstützende und die Pflegequalität fördernde Pflegedokumentation". Hinzu kommen landesrechtliche Regelungen [17, 19].

Nicht zuletzt sieht das Pflegeberufegesetz (PflBG) die Pflegedokumentation als ein Ausbildungsziel an (vgl. § 5). Die Pflege-Ausbildungs- und Prüfungsverordnung (PflAPrV) wiederum stuft die Pflegedokumentation als eine in der Ausbildung zu erwerbende Kompetenz ein (vgl. Anlagen 1 bis 4 der PflAPrV).

Die rechtlichen Vorgaben für die Pflegedokumentation sind selbstverständlich zu berücksichtigen. **Der wichtigste Grund für eine fachgerechte Pflegedokumentation ist jedoch die optimale pflegerische Versorgung der zu pflegenden Person.** Dies lässt sich anhand des Pflegeprozesses verdeutlichen (Abb. 1–5).

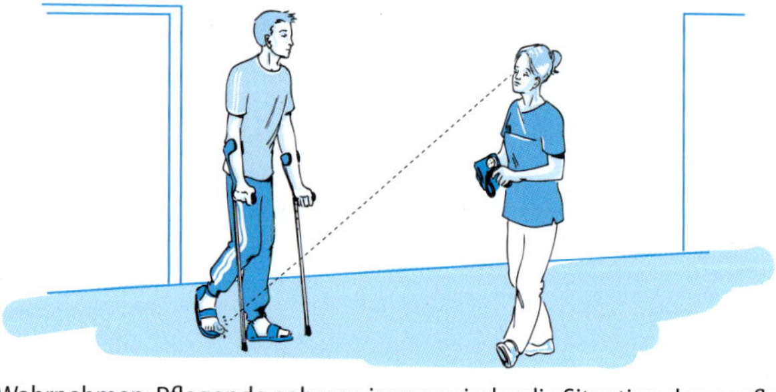

Abb. 1: Wahrnehmen: Pflegende nehmen immer wieder die Situation der zu pflegenden Person wahr – sowohl gezielt bei der pflegerischen Versorgung als auch bei spontanen Kontakten. Oder die zu pflegende Person meldet sich von sich aus mit einem Problem.

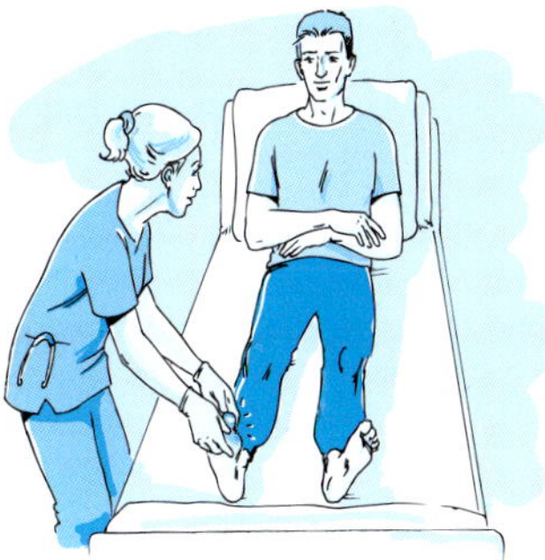

Abb. 2: Beurteilen: Manchmal reicht die spontane Wahrnehmung aus, um zu wissen, was zu tun ist. Nicht selten aber ist eine genauere Beurteilung notwendig, um das Pflegeproblem genau zu kennen.

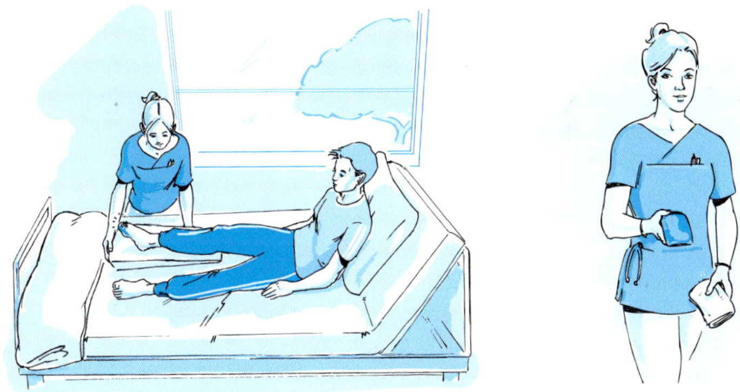

Abb. 3: Handeln/Maßnahmen durchführen: Die Ergebnisse von Wahrnehmung und Beurteilung führen zu einer oder auch mehreren Pflegemaßnahmen.

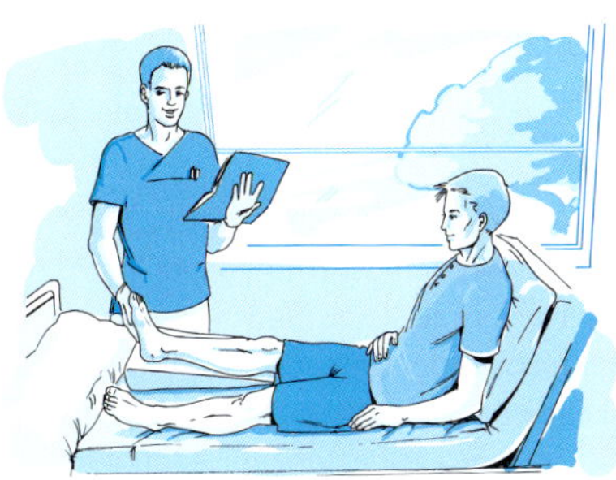

Abb. 4: Dokumentieren: Die Pflegenden dokumentieren ihre Beobachtungen zeitnah, in diesem Fall also den genauen Zustand der Großzehe und die Äußerungen der zu pflegenden Person. Ebenso dokumentieren sie die unternommenen Maßnahmen. Die Dokumentation wird im Pflegeprozess nicht besonders hervorgehoben – weil sie bei jedem Prozessschritt eine wichtige Rolle spielt.

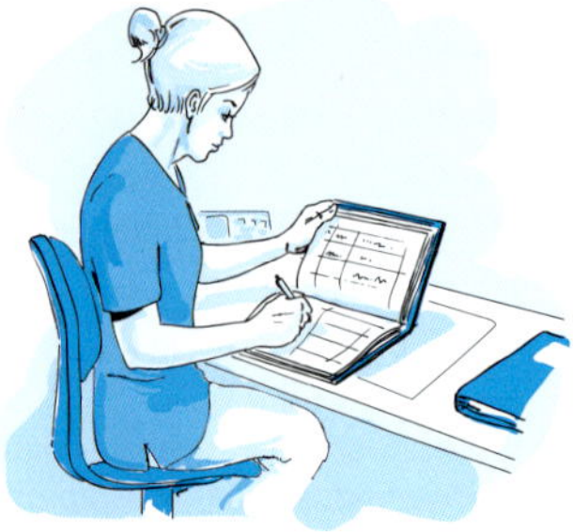

Abb. 5: Prüfen: Manche Maßnahmen zeigen nach kurzer Zeit Erfolg. Bei anderen Maßnahmen dauert es länger. Je nach Maßnahme prüfen die Pflegenden nach einem angemessenen bzw. einrichtungsintern abgestimmten Zeitraum, ob der erwartete Erfolg eingetreten ist. Sie nehmen den Zustand der pflegebedürftigen Person erneut wahr, beurteilen und vergleichen ihn mit der zuletzt dokumentierten Situation.

Pflegeprobleme, die nicht kurzfristig behoben werden können, nehmen die Pflegenden in die Pflegeplanung/Maßnahmenplanung auf. Die Ergebnisse der Wahrnehmung und Beurteilung beschreiben sie im Pflegebericht. Durchgeführte Maßnahmen können in der Pflegeplanung bzw. im Durchführungs-/Leistungsnachweis abgezeichnet werden – wenn sie wie geplant stattgefunden haben. Ausgefallene oder veränderte Maßnahmen beschreiben die Pflegenden im Pflegebericht und begründen ihr Vorgehen.

Merke

Die Gründe für die Pflegedokumentation lauten:

- die pflegerische Versorgung optimieren
- den Pflege- bzw. Gesundheitszustand im Verlauf darstellen
- mit Kolleginnen und Kollegen kommunizieren
- Qualität sichern
- durchgeführte Maßnahmen nachweisen
- sich gegen Haftungsansprüche absichern [19]

Der Grundsatz „Was nicht dokumentiert ist, gilt als nicht gemacht" hat bei vielen Pflegenden für Verwirrung gesorgt. Richtig ist, dass eine nicht dokumentierte pflegerische Maßnahme ein Versäumnis ist. Allerdings ergibt sich aus einer nicht dokumentierten Pflegemaßnahme noch nicht automatisch eine rechtliche Haftung.

Eine nicht dokumentierte Maßnahme spielt jedoch dann eine Rolle, wenn ein Haftungsfall eintritt. Dies ist beispielsweise der Fall, wenn eine Intertrigo eingetreten ist, präventive Maßnahmen aber nicht in der Dokumentation erkennbar sind und die zu pflegende Person die Einrichtung haftbar macht. Ist die Dokumentation unzureichend, kann es zu einer Beweislastumkehr kommen. Das heißt: Nicht die geschädigte Person, also die Person mit der Intertrigo, muss belegen, dass er nicht fachgerecht gepflegt wurde, sondern die versorgende Einrichtung muss belegen, dass eine fachgerechte Pflege stattgefunden hat … und das ist ohne Dokumentation sehr schwer [2, 20].

Merke

> Die Frage „Warum wird dokumentiert?" kann also beantwortet werden: Weil die Dokumentation zu einer fachlich guten und im Team abgestimmten Pflege dazugehört und diese nachweist.

Wo wird dokumentiert?

Für die Dokumentation in der Pflege sind verschiedene Dokumente notwendig. Hierzu zählen z. B.:

- Stammdatenblatt und Anamnesebogen
- Fieberkurve
- Pflegebericht
- Durchführungs-/Leistungsnachweis
- Assessmentbögen für besondere Probleme, z. B. zur Inkontinenz
- Skalen, um besondere Probleme zu messen, z. B. Schmerzskalen
- Pflegeplanungsbögen/Tagesstruktur/Maßnahmenplanung
- Kommunikationsbögen zwischen Pflegenden und Angehörigen in der Tagespflege

Stammdatenblätter, Anamnesebögen, Fieberkurven und **Durchführungs-/Leistungsnachweise** sind oft an die Bedürfnisse der jeweiligen Einrichtung oder auch Fachrichtung angepasst. So werden z. B. an die Anamnese in einem Krankenhaus andere Anforderungen gestellt als bei der Aufnahme eines alten Menschen in ein Pflegeheim. Ebenso benötigen die Pflegenden teilweise andere Informationen, je nachdem, ob sie einen Säugling, ein Kind, einen Erwachsenen oder einen alten Menschen versorgen werden. Einen Unterschied gibt es auch für Einrichtungen, die mit der **Strukturierten Informationssammlung** (SIS) arbeiten. Um bürokratischen Aufwand zu sparen, wird in diesen Einrichtungen keine Pflegeplanung mit den Inhalten Problem – Ziele – Maßnahmen angelegt. Dafür wird bereits bei der Aufnahme der zu pflegenden Person die SIS als Dokument verwendet. In dieser werden sowohl die Probleme als auch die Ziele der zu pflegenden Person dokumentiert. Ziele, welche die Pflegenden eben auf Basis ihres Fachwissens erkennen, werden in der Regel nicht notiert. Nach der SIS wird ein **Maßnahmenplan** erstellt. Ergänzt wird die SIS durch die **Risikomatrix.**

Assessmentbögen sind ebenfalls oft an die Bedürfnisse der Einrichtung bzw. der dort betreuten Personen angepasst. **Skalen** hingegen benötigen meist eine sehr konkrete Beschreibung, damit sie korrekt angewendet werden können und die ermittelten Ergebnisse immer vergleichbar sind – auch wenn die Skala von verschiedenen Personen verwendet wird. Oft aber reichen Skalen nicht aus, um ein Risiko sicher einzuschätzen. So ist inzwischen in verschiedenen Expertenstandards von einer „kriteriengeleiteten" Einschätzung die Rede, die den vorhandenen Skalen überlegen ist. Im Expertenstandard zur Dekubitusprophylaxe heißt es beispielsweise: „Es wird ausdrücklich darauf hingewiesen, dass die Einschätzung des individuellen Risikos mit Hilfe einer Risikoskala allein nicht ausreichend ist." [7, S. 68]

Da sich eine **Pflegeplanung/Maßnahmenplanung** immer auf einen Zeitraum bezieht, in dem die geplanten Maßnahmen mehrmals angewandt werden sollen, ist sie besonders wichtig für ein gutes Pflegeergebnis. Daher gibt es zu diesem Thema spezielle Bücher.

Im Mittelpunkt dieses Buchs steht der Pflegebericht. Aus diesem sollte stets der momentane Zustand der zu pflegenden Person hervorgehen. Erstmalig auftretende Probleme werden hier dokumentiert. Ebenso die zunächst unternommenen Maßnahmen – solange noch nicht von einem länger andauernden Pflegeproblem auszugehen ist, das in die Pflegeplanung/Maßnahmenplanung aufgenommen wird. Nicht zuletzt bietet der Pflegebericht die Möglichkeit, Abweichungen von der Planung zu dokumentieren – das Vorgehen der Pflegenden ist so auch im Nachhinein nachvollziehbar. Der Pflegebericht ist somit für besondere Situationen und detailliertere Beschreibungen vorgesehen. Maßnahmen, die regelmäßig stattfinden, sollten – sofern es keine Besonderheit gab – im **Durchführungs- bzw. Leistungsnachweis** abgezeichnet werden, Ausnahmen werden unter dem Stichwort Immerso-Regel in diesem Buch erklärt.

Merke

Maßnahmen der sogenannten Behandlungspflege sind Maßnahmen, die von der Ärztin angeordnet wurden. Je nach Einrichtung kann es hier spezielle Absprachen bzw. Vorgaben geben, wo ihre Durchführung dokumentiert wird. Infrage kommen z. B. der Durchführungs-/Leistungsnachweis oder auch die Fieberkurve, die meist im unteren Bereich Platz für ärztliche Anordnungen lässt.

Merke

Die Frage „Wo wird dokumentiert?" kann also beantwortet werden: Es gibt eine Vielzahl an Dokumenten, in denen die Pflegenden dokumentieren. Wichtig ist:

- Doppeldokumentation ist stets zu vermeiden.
- Die Pflegenden gehen einheitlich vor – damit im Bedarfsfall das Gesuchte schnell gefunden wird.

Was wird dokumentiert?

Merke

Den Pflegebericht zu verstehen ist leicht, wenn man sich drei Punkte merkt:

- Die Pflegenden dokumentieren, was sie mit den verschiedenen Sinnen wahrnehmen.
- Die Pflegenden dokumentieren, was sie getan haben.
- Dokumentiert werden nur die Wahrnehmungen und Maßnahmen, die für die pflegerische Versorgung und den Pflege- bzw. Gesundheitszustand der pflegebedürftigen Person relevant sind.

Zu mehr als 930 Stichworten bietet dieses Buch Hinweise, was im Fall der jeweiligen Wahrnehmung oder Maßnahme zu dokumentieren ist. Nur selten werden Krankheitsbilder als Stichworte benannt. Dies liegt daran, dass die Pflegenden eben nicht eine Krankheit dokumentieren, sondern deren Symptome, wie sich diese auf den Alltag auswirken und die sich dadurch ergebenden Pflegemaßnahmen. Leichtere Erkrankungen, z. B. eine Rhinitis (Schnupfen), sind als Stichworte in diesem Buch enthalten.

Beispiel

Die Pflegenden dokumentieren nicht die Demenz eines Bewohners in einem Pflegeheim. Aber sie dokumentieren, wie sich z. B. die Hinlauftendenz des Bewohners äußert, welche Maßnahmen sie hierzu unternommen haben und wie der Pflegebedürftige darauf reagiert hat.

Merke

Die zu pflegende Person hat ein Einsichtsrecht in die über sie geführten Unterlagen. Bei Kindern haben die sorgeberechtigten Personen und bei Personen, die unter einer rechtlichen Betreuung stehen, die Betreuenden ein Einsichtsrecht in die Dokumentation. Für die Aushändigung von Kopien oder Unterlagen gibt es entweder ein einrichtungsintern geregeltes Vorgehen oder die Pflegenden beziehen bei Bedarf die vorgesetzte Person ein.

Die Pflegedokumentation sollte sich auf die Inhalte beschränken, die für den Pflege- und Gesundheitszustand der pflegebedürftigen Person relevant sind [2]. Wertende oder gar abfällige Äußerungen, z. B. über den Lebensstil der betroffenen Personen und/oder ihrer Angehörigen, sind zu unterlassen oder im Bedarfsfall – wenn sie für den Pflegezustand eine Rolle spielen – neutral und ohne Wertung zu formulieren.

Mit Vermutungen gehen die Pflegenden stets vorsichtig um. Oft macht es Sinn, eine Vermutung zunächst im Team oder mit dem Arzt zu besprechen. Im Idealfall dokumentieren die Pflegenden wertneutral, wie sie zu der Vermutung gekommen sind.

Beispiel

Ein Kind wurde wegen Erbrechens in die Klinik aufgenommen. Im Rahmen der Körperpflege entdeckt eine Pflegende an verschiedenen Körperstellen Hämatome in unterschiedlichen Heilungsstadien. Ihre erste Vermutung lautet Kindesmisshandlung. Im Pflegebericht dokumentiert sie wertneutral die Lokalisation, Größe und Farbe der Hämatome, ggf. auch Äußerungen des Kindes zu den Hämatomen und den Zeitpunkt sowie Namen der von ihr informierten Ärztin.

Wahrnehmungen dokumentieren

Wie wir wahrnehmen

Wie alle Menschen nehmen auch Pflegende mit verschiedenen Sinnen wahr. Daher dokumentieren sie, was sie

- **sehen,** z. B. eine Hautrötung,
- **riechen,** z. B. einen azetonartigen Geruch,
- **fühlen,** z. B. eine Schwellung, oder
- **hören,** z. B. ein auffälliges Atemgeräusch.

Hinzu kommen Informationen, die
- die Pflegenden **messen,** z. B. die ermittelte Körpertemperatur, und
- Äußerungen der zu pflegenden Person bzw. ihrer Angehörigen.

Merke

Dokumentiert werden stets die Besonderheiten, die sich auf den Pflege- und Gesundheitszustand auswirken. „Beobachten" wird leider oft mit „sehen" gleichgesetzt. Da Besonderheiten des Pflege- und Gesundheitszustands jedoch nicht nur mit dem Auge wahrgenommen werden, wird in diesem Buch von „Wahrnehmung" statt von „Beobachtung" gesprochen. Der Begriff „Beobachten" ist jedoch selbstverständlich nicht falsch, solange er nicht mit dem reinen „Sehen" gleichgesetzt wird.

Wahrnehmungen dokumentieren die Pflegenden stets so, dass andere Pflegende ein genaues Bild vor Augen haben:
- **Sehen:**
  - Was wurde gesehen? Was hat sich zugetragen?
  - Wo ist es lokalisiert? Wo wurde es gesehen?
  - Was geschah gegebenenfalls zuvor?
  - Welche Größe hat es?
  - Welche Farbe hat es?
  - Wie sah die Oberfläche aus?
  - Welche Auswirkungen auf die Alltagsaktivitäten wurden erkennbar?
  - Welche Besonderheiten gab es?
- **Riechen:**
  - Wie war der Geruch?
  - Wo konnte der Geruch lokalisiert werden bzw. wo kam er her?
- **Fühlen:**
  - Was wurde gefühlt/getastet? Wie fühlte es sich an?
  - Wo wurde es gefühlt/getastet bzw. wo ist es lokalisiert?
  - Welche Empfindungen hatte die zu pflegende Person während des Fühlens/Tastens?
- **Hören:**
  - Was war zu hören?
  - Wie hörte es sich an?
  - Woher kam das Geräusch?
  - War das Geräusch gleichbleibend? Unter welchen Bedingungen hat sich das Geräusch gegebenenfalls geändert?

- **Messen:**
  - Was wurde gemessen?
  - Was war das Ergebnis der Messung?
  - Wo wurde gemessen?
  - Womit wurde gemessen?
- **Äußerungen:**
  - Was wurde gesagt?
  - Wer hat es gesagt?
  - Wie wurde es geäußert?
  - Welche Emotionen spielten dabei eine Rolle?

Im Laufe der Kindheit lernen Menschen Verhalten zu interpretieren. Wer lacht, ist glücklich. Wer sich auf ein Sofa fallen lässt und dabei laut ausatmet, ist „geschafft". Gerade in der Pflegedokumentation kann die Interpretation von Gestik, Mimik und Verhalten jedoch schnell zu Missverständnissen führen. Daher dokumentieren die Pflegenden nicht ihre Interpretation, sondern das, was sie gesehen haben, also z. B. das Lachen oder das Sich-auf-das-Sofa-fallen-lassen.

Wörter wie „scheint", „macht den Eindruck" oder „wirkt" vermeiden die Pflegenden. Ist es unumgänglich ein Verhalten zu interpretieren, zeigen diese Wörter jedoch an, dass eine Unsicherheit besteht, ob die pflegebedürftige Person z. B. wirklich glücklich oder schmerzfrei war. Sie machen aber auch deutlich, dass der Bedarf bestand, die Situation zu klären, z. B. durch ein Gespräch mit der betroffenen Person oder durch die Anwendung einer Schmerzskala. Diese Maßnahmen sollten dann selbstverständlich in der Pflegedokumentation auftauchen.

Interpretationsbedarf entsteht auch, wenn die Pflegedokumentation selbst zweideutig ist:

Beispiele

Herr B. weist nach einem Apoplex deutliche Schwierigkeiten mit der linken Körperseite auf. Schon länger ist bekannt, dass er zu wenig trinkt. Die Pflegende dokumentiert zum Abendbrot: „Herr B. hat gut getrunken." Als der Nachtdienst dies liest, fragt er sich: Hat Herr B. viel getrunken (und wenn ja: wie viel)? Oder zeigt er inzwischen weniger Probleme beim Lippenschluss?

Ein sechs Monate alter Säugling hat laut Dokumentation des Frühdienstes mittags „schön geschlafen". Die näheren mündlichen Informationen wurden an den Spätdienst weitergegeben, sind aber nicht bis zum Nachtdienst gelangt. Daher fragt sich der Nachtdienst: Hat der Säugling lange geschlafen? Hat er sehr ruhig geschlafen? Von wann bis wann hat er geschlafen? Das könnte erklären, warum der Säugling gerade nicht einschlafen kann.

Ein Pfleger verlässt die psychiatrische Station während des Frühdienstes, weil er unter starker Übelkeit leidet. Die Kollegin, die den Spätdienst übernimmt, liest im Pflegebericht eines Patienten: „Herr M. war um 8 Uhr aggressiv." Zwar ist der kranke Kollege erst um 11 Uhr gegangen, weitere Informationen zur Situation von Herrn M. hat er jedoch nicht dokumentiert. Die Kollegin im Spätdienst fragt sich: War Herr M. verbal oder tätlich aggressiv? Ist der Auslöser für die Aggression bekannt? Was hat der Kollege unternommen und was war das Resultat? Für den Fall, dass Herr M. im Spätdienst wieder aggressiv sein sollte, würde ihr dieses Wissen sehr helfen ...

Die zeitliche Sicht der Wahrnehmung

Oft ist es wichtig, auch später noch genau nachvollziehen zu können, wann etwas erstmals wahrgenommen wurde. Mit welchem Abstand zum Stillen hat sich ein Neugeborenes beispielsweise übergeben? Seit wann sind die Finger bei eingegipstem Unterarm geschwollen? Wann war ein alter Mensch erstmalig nicht örtlich orientiert? All diese Informationen können auf das Pflegeproblem hinweisen, z.B. weil sie im Zusammenhang mit anderen Maßnahmen oder Tätigkeiten der zu pflegenden Person stehen.

Merke

Daher gilt: Die Pflegenden geben stets an, wann sie eine Veränderung des Pflege- bzw. Gesundheitszustands bemerkt haben bzw. wann eine Veränderung erkennbar wurde. Je lebensbedrohlicher der Pflege- und Gesundheitszustand der zu pflegenden Person ist, desto genauer ist die Zeit zu dokumentieren.

Äußerungen

Bezugspersonen können an die Stelle der zu pflegenden Person treten, z. B. wenn sie berichten, welche Musik ein Mensch, der im Koma liegt, gern mag. Immer dann, wenn die zu pflegende Person jedoch selbst Auskunft geben kann, bevorzugen die Pflegenden ihre Sichtweise. Auch sollte immer erkennbar sein, von welcher Person eine dokumentierte Äußerung stammt.

Merke

Wichtige Äußerungen – egal ob von der pflegebedürftigen Person selbst oder von ihren Angehörigen – werden stets dokumentiert. Die Pflegenden werten weder die Aussage noch interpretieren sie sie. Sie zitieren die Aussage, indem sie sie vorne und hinten in Anführungsstriche setzen und notieren, wer die Aussage getätigt hat.

Maßnahmen dokumentieren

Auf eine Wahrnehmung, die für den Pflege- und Gesundheitszustand der zu pflegenden Person relevant ist, folgt in der Regel eine Maßnahme (Abb. 6). Diese dient dazu, den Pflegezustand zu verbessern oder zu erhalten. Um auch im Nachhinein noch zu verstehen, welche Maßnahme durchgeführt wurde, dokumentieren die Pflegenden:

- Was wurde durchgeführt?
- Gegebenenfalls: Womit wurde es durchgeführt?
- Wann wurde es durchgeführt?
- Gegebenenfalls: Wie lange/wie oft wurde es durchgeführt?
- Gab es Besonderheiten während der Durchführung? Wenn ja: welche?
- Wie hat die pflegebedürftige Person auf die Maßnahme reagiert? Wie hat sich ihr Zustand gegebenenfalls verändert?
- Was war das Ergebnis der Maßnahme?

Merke

Das Ergebnis einer Maßnahme ist mitunter sofort, manchmal jedoch auch erst nach Stunden, Tagen oder gar Wochen erkennbar, wenn die Pflegenden eine Veränderung des Pflege- und Gesundheitszustands wahrnehmen. Aus diesem Grund folgt auf die Dokumentation einer Maßnahme früher oder später immer die Dokumentation einer Wahrnehmung.

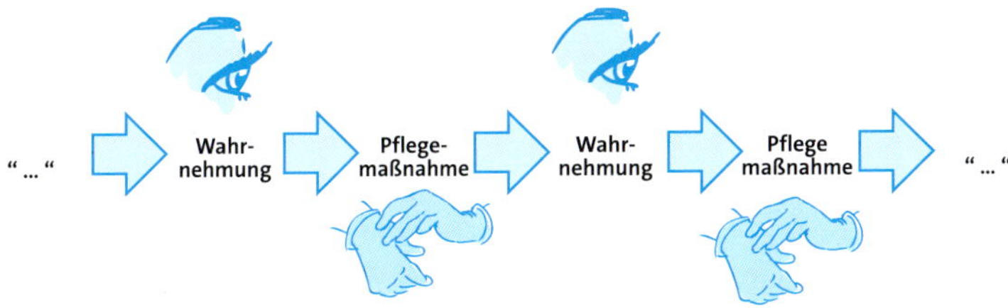

Abb. 6: Die Wahrnehmung eines Pflegeproblems durch Sehen, Riechen, Hören und Fühlen führt dazu, dass die Pflegenden handeln. Anschließend nehmen sie wieder wahr, wie sich das Pflegeproblem entwickelt hat. Bei Bedarf handeln sie erneut.

Die zeitliche Sicht der Maßnahme

Zu dokumentieren ist, wann eine Maßnahme durchgeführt wurde.

Beispiel

Bei einer jungen Frau, die nach einer Appendektomie im Krankenhaus liegt, mag es egal sein, ob sie um 10 Uhr oder um 10.15 Uhr zur Toilette begleitet wurde. Für die pflegerische Versorgung einer Bewohnerin im Pflegeheim, mit der ein Toilettentraining durchgeführt wird, ist es hingegen wichtig, wann sie zur Toilette geführt wurde – und ob sie bis zu diesem Zeitpunkt den Urin halten konnte oder nicht.

Die Rolle der Pflegeplanung/Maßnahmenplanung

Maßnahmen, die in der Pflegeplanung/Maßnahmenplanung konkret beschrieben sind, können in der Pflegeplanung/Maßnahmenplanung bzw. im Durchführungs-/Leistungsnachweis dokumentiert werden, indem Zeit und Namenskürzel angegeben werden. Bezieht sich eine Maßnahme auf einen Pflegestandard, der in der jeweiligen Einrichtung allgemein anerkannt und bekannt ist, können sich die Pflegenden auf diesen Standard beziehen. Weitere Informationen hierzu finden sich im Stichwortteil dieses Buchs unter dem Stichwort „Immerso-Regel".

Merke

Abweichungen von der Pflegeplanung/Maßnahmenplanung werden im Pflegebericht dokumentiert.

Beispiel

Laut Pflegeplanung führen die Pflegenden jeweils um 8, 12 und 16 Uhr mit der zu pflegenden Person für 10 Minuten eine Atemgymnastik im Bett durch. In der vergangenen Nacht hat die betroffene Person mehrfach erbrochen, daher lassen die Pflegenden sie am Morgen schlafen, weil dies ihren Allgemeinzustand fördert. Im Pflegebericht begründen sie kurz, warum die Atemgymnastik um 8 Uhr ausgefallen ist.

Hilfebedarf

Eine Person, die nur kurzzeitig im Krankenhaus versorgt wird, macht oft innerhalb kurzer Zeit Fortschritte in der Alltagsbewältigung. Menschen mit Behinderung oder alte Menschen hingegen weisen oft dauerhaft einen Hilfebedarf auf. Nach der Aufnahme in ein Pflegeheim sollte der Hilfebedarf daher über einige Tage oder wenige Wochen beobachtet und beschrieben werden. Ist der Hilfebedarf konkret beschrieben, z. B. in der Pflegeplanung, ist es nicht notwendig, ihn täglich neu zu dokumentieren. Änderungen aber – egal ob zu einem erhöhten Hilfebedarf oder zu einer gesteigerten Selbstständigkeit – werden dokumentiert.

Information des Arztes/der Ärztin

Beispiel

Eine Person, die wegen einer Angina pectoris aufgenommen wurde, zeigt eine zu hohe Herzfrequenz. Die Pflegende informiert den Arzt. Auch dies ist eine Maßnahme, die sie mit Uhrzeit und Name des informierten Arztes dokumentiert.

Wann die Ärztin zu informieren ist, entscheiden die Pflegenden mithilfe ihres Fachwissens. Je nach Pflege- und Gesundheitszustand, aber beispielsweise auch in Abhängigkeit vom Alter der zu pflegenden Person, kann die Information des Arztes umgehend oder erst beim nächsten regulären Termin notwendig sein.

Beispiele

Ein Frühgeborenes weist am linken Kleinfinger ein Panaritium auf. Die Pflegenden informieren umgehend die Ärztin. Sie dokumentieren ihre Beobachtung sowie Name und Zeitpunkt der informierten Ärztin.

Eine 80-jährige Bewohnerin eines Pflegeheims zeigt am Finger ein Panaritium. Die Pflegenden führen ein Handbad mit warmem Wasser durch. Sie dokumentieren ihre Beobachtung, die Dauer des Handbads, den verwendeten Badezusatz sowie das Ergebnis der Maßnahme. Wenn der Arzt in den nächsten Tagen ohnehin zu einem Termin kommt, zeigen die Pflegenden ihm das Panaritium. Ansonsten informieren die Pflegenden den Arzt nur dann, wenn das Panaritium entweder nicht heilt oder Komplikationen zeigt.

Die Information des Arztes ist im Stichwortverzeichnis dieses Buchs bei all jenen Stichworten aufgenommen, bei denen nicht selten ein Arzt hinzuzuziehen ist. Die oben beschriebenen Beispiele zeigen jedoch, dass der Bedarf, eine Ärztin hinzuzuziehen, sehr unterschiedlich sein kann. Die Pflegenden entscheiden daher stets anhand ihres Fachwissens bzw. aufgrund von Absprachen, die mit der Ärztin getroffen wurden, ob bzw. wann eine Ärztin informiert werden sollte.

Maßnahmen mit Angehörigen

Maßnahmen müssen nicht zwangsläufig direkt mit der pflegebedürftigen Person stattgefunden haben.

Beispiel

Wird die Mutter eines Frühgeborenen in der Benutzung einer Milchpumpe angeleitet, dokumentieren die Pflegenden auch diese Anleitung.

Was für Anleitungen gilt, gilt auch für Informationsgespräche und Beratungen, die die Pflegenden mit der zu pflegenden Person oder aber in ihrem Sinne mit ihren Angehörigen durchführen. Konkretere Informationen, was bei einer Anleitung, Beratung oder Information zu dokumentieren ist, finden sich im Stichwortteil dieses Buchs.

Wichtigkeit einschätzen

Das vorliegende Buch bietet zu mehr als 930 Stichworten Hinweise zur Dokumentation. Bei einer einzelnen zu pflegenden Person spielen viele Stichworte keine Rolle. Andere hingegen treten auf (Wahrnehmungen) oder finden statt (Maßnahmen). Doch dies heißt noch nicht, dass alle Wahrnehmungen und Maßnahmen zu dokumentieren sind.

Merke

Entscheidend für die Dokumentation ist, ob die Wahrnehmung bzw. Maßnahme für den Pflege- und Gesundheitszustand der zu pflegenden Person eine Rolle spielt.

Ebenso gilt: „Je gefahrenträchtiger eine Situation ist, desto höher ist der Detaillierungsgrad der Dokumentation." [17] Denn tritt ein Schaden ein, sollte die Dokumentation belegen, dass dieser unumgänglich war, obschon eine fachgerechte Pflege durchgeführt wurde.

Beispiele

Menschen haben viele Male am Tag Blickkontakt. Dieser findet auch zwischen zu pflegenden Menschen und Pflegenden statt. Jeden Blickkontakt zu dokumentieren, wäre jedoch unmöglich. Für die Pflegedokumentation relevant ist der Blickkontakt nur in besonderen Fällen, z.B. wenn ein Mensch aus dem Koma erwacht oder ein Kind mit einer Autismus-Spektrum-Störung neuerdings Blickkontakt aufnimmt.

Berichtet eine zu pflegende Person, die mit ihrem Unterschenkelgips auf die Entlassung wartet, dass sie ein Eis gegessen hat, ist dies für den Pflegebericht unwichtig. Erzählt jedoch eine Anorexie-Patientin von der gleichen Begebenheit, sollte diese im Pflegebericht vermerkt werden.

Formale Vorgaben einhalten

Schon allein indem Pflegende formale Vorgaben bei der Pflegedokumentation beachten, können sie die Qualität der Dokumentation steigern:

- Die Pflegenden vermeiden Doppeldokumentation: Sie erhöht den Dokumentationsaufwand und führt zu Problemen, wenn die Angaben nicht exakt übereinstimmen.
- Korrekturen im Text streichen die Pflegenden waagerecht so durch, dass die ursprüngliche Aussage noch gelesen werden kann. Dies vermeidet den Verdacht, dass das Dokument nachträglich manipuliert wurde. Neben den Fehleintrag setzt die Pflegende ihr Handzeichen und erläutert kurz, warum der Text korrigiert wurde.
- Für die Dokumentation verwenden die Pflegenden stets einen dokumentenechten Stift. Ein Bleistift oder löschbare Tinte kommen also nicht infrage.
- Frei bleibende Felder oder Zeilen, z. B. wenn ein neuer Pflegeberichtsbogen begonnen wird, streichen die Pflegenden durch.
- Felder, Tabellen etc. benutzen sie wie vorgesehen. Würde z. B. eine Spalte „zweckentfremdet", suchen andere Personen hier gegebenenfalls nicht nach den Informationen.
- Die Dokumentation schreiben die Pflegenden so, dass sie von einer anderen Pflegenden in kurzer Zeit und ohne Erklärung verstanden werden kann.
- Je nach Einrichtung kann die Pflegedokumentation eher auf die Pflegeprobleme oder auf die Ressourcen der zu pflegenden Menschen ausgerichtet sein. Es ist sinnvoll, hierzu eine Führungsperson des Pflegedienstes zu befragen.
- Aussagen von zu pflegenden Personen oder Angehörigen zitieren die Pflegenden, indem sie sie vorne und hinten in Anführungsstriche setzen.

Merke

> Eine gute Dokumentation zeichnet sich nicht durch langen Text aus. Was kurz und in Stichworten beschrieben werden kann, benötigt keinen langen Aufsatz!

Merke

> Die Frage „Was wird dokumentiert?“ kann also beantwortet werden: Wahrnehmungen – egal ob sie gesehen, gehört, gefühlt/getastet oder gerochen werden – werden dokumentiert, wenn sie für den Pflege- und Gesundheitszustand eine Rolle spielen.
>
> Ebenso werden Maßnahmen dokumentiert, wenn sie den Pflege- und Gesundheitszustand beeinflussen.
>
> In beiden Fällen ist es wichtig, so genau zu dokumentieren, dass sich andere Pflegende ein klares Bild über die Wahrnehmung bzw. Maßnahme machen können.

Wann wird dokumentiert?

Es gibt zwei Sichtweisen, wann eine Wahrnehmung oder Maßnahme zu dokumentieren ist:

- Dokumentation im Tagesverlauf bzw. im Verlauf der Schicht
- Dokumentation im Versorgungsverlauf

Dokumentation im Tages- bzw. Schichtverlauf

Es gibt viele Vorteile, die dafür sprechen, Wahrnehmungen und Maßnahmen umgehend, nachdem sie bemerkt bzw. durchgeführt wurden, zu dokumentieren:

- Die Erinnerung an die Wahrnehmung bzw. Maßnahme ist noch deutlich im Gedächtnis.

  Merke

  > Aus jeder dokumentierten Wahrnehmung und Maßnahme muss hervorgehen, wann sie bemerkt bzw. durchgeführt wurde. Dokumentationsbögen – egal ob elektronisch oder auf Papier – haben daher immer ein Feld zur Angabe der Uhrzeit. Daher wird im Stichwortteil dieses Buchs nicht bei jedem Stichwort, sondern nur in ganz besonders dringenden Fällen darauf hingewiesen, dass der Zeitpunkt einer Wahrnehmung bzw. Maßnahme zu dokumentieren ist.

- Wenn die zuständige Pflegende kurzfristig anderweitig eingesetzt werden muss oder ausfällt, ist die Pflege bis zu diesem Zeitpunkt schon dokumentiert und kann nachvollzogen werden.
- Die Pflegende kann schneller dokumentieren, weil sie nicht alles erst „aus dem Hinterkopf" zurückholen muss.
- Die Pflegende muss nicht von vielen zu pflegenden Menschen viele Wahrnehmungen und Maßnahmen im Gedächtnis behalten.
- Am Ende einer anstrengenden Schicht fällt es schwerer, sich an alle Wahrnehmungen und Handlungen genau zu erinnern. Das Risiko, etwas zu vergessen oder falsch bzw. nicht genau zu dokumentieren, steigt.

Merke

> Wer gerade vier Frühgeborene gefüttert und gewickelt, fünf Verbände erneuert oder Gespräche mit drei dementen Menschen geführt hat, der kann sich nicht alles merken. Dennoch ist es wichtig, dass die Pflegenden genau dokumentieren, was sie bei oder mit welcher Person gehört, getastet, gesehen, gerochen oder besprochen haben. Und es ist nicht egal, wann oder wie sie eine Pflegemaßnahme durchgeführt haben. Um alle Informationen sorgfältig zu dokumentieren, ist eine zeitnahe Dokumentation hilfreich und wichtig.

Dokumentation im Versorgungsverlauf

Nicht alle Wahrnehmungen müssen täglich dokumentiert werden. Nicht jeder Ablauf einer Maßnahme ist bei erneuter und gleichbleibender Durchführung gleichsam genau zu dokumentieren.

Beispiel

Nehmen die Pflegenden am Beginn des Versorgungsverlaufs genau wahr, welchen Hilfebedarf die zu pflegende Person aufweist und dokumentieren sie diesen, ist er nicht jeden Tag erneut zu dokumentieren. Veränderungen hingegen dokumentieren die Pflegenden zeitnah, nachdem sie aufgetreten sind.

Viele Pflegemaßnahmen, z. B. der Transfer vom Bett in den Rollstuhl, können auf unterschiedliche Weisen stattfinden. Haben die zu pflegende Person und die Pflegende einen Weg gefunden, wie die Pflegemaßnahme für beide Seiten am besten gelingt, dokumentiert die Pflegende das Vorgehen. Gleiches gilt für ein

Vorgehen, das nicht oder nur schlecht funktioniert hat und keinesfalls wiederholt werden sollte. Ist das Vorgehen für alle Pflegenden jedoch verbindlich beschrieben, z.B. in der Pflegeplanung, ist es nicht notwendig, die Pflegemaßnahme detailliert jeden Tag erneut zu beschreiben – es sei denn, das Vorgehen wurde geändert oder es gab einen Zwischenfall.

Beispiel

Frau T. liegt nach einer Sectio auf der Entbindungsstation. Im Rahmen der ersten Mobilisation hat sie sich versehentlich das Knie am Nachttisch gestoßen. Die Pflegenden dokumentieren die Entwicklung des Hämatoms und den Verlauf der Schmerzen täglich. Die Schmerzursache wurde einmalig von der Pflegenden, die die Mobilisation begleitet hat, dokumentiert. Eine erneute Dokumentation der Ursache ist nicht notwendig.

Merke

Die Frage „Wann wird dokumentiert?" kann also beantwortet werden: Die Pflegenden dokumentieren zeitnah, nachdem sie eine für den Pflege- und Gesundheitszustand relevante Wahrnehmung gemacht oder eine Maßnahme durchgeführt haben. Durch dieses Vorgehen dokumentieren sie mit geringerem Zeitaufwand. Ein Pflege- und Gesundheitszustand oder bestimmtes Vorgehen, der/das sich nicht verändert, muss nicht an jedem Tag detailliert beschrieben werden. Entscheidend sind die anfängliche Situation und spätere Veränderungen.

Wer dokumentiert?

Generell dokumentiert jeweils die Person, die eine Wahrnehmung gemacht oder eine Maßnahme durchgeführt hat. Alle anderen Pflegenden könnten die Wahrnehmung bzw. Maßnahme nur aus zweiter Hand – und damit stets weniger genau – beschreiben.

An der Pflegedokumentation beteiligt sind neben Pflegefach- und Pflegehilfspersonen auch weitere Personen, z.B. Auszubildende. Die Verantwortung für die Dokumentation liegt jedoch stets bei der zuständigen Pflegefachperson. Sie sollte die Dokumentation der Pflegehilfspersonen und sonstigen Mitarbeitenden spätestens am Ende der Schicht kontrollieren und bei Bedarf Ergänzungen, z.B. Konkretisierungsbedarf, mit den entsprechenden Personen besprechen, damit diese ergänzen können.

Merke

Aus jeder Information muss hervorgehen, wer sie dokumentiert hat.

Merke

Die Frage „Wer dokumentiert?" kann also beantwortet werden: Es dokumentiert stets die Person, die etwas wahrgenommen oder eine Maßnahme durchgeführt hat. Die Verantwortung für die Pflegedokumentation trägt die für die zu pflegende Person zuständige Pflegefachperson.

Zu guter Letzt: Ebenso wie kein Mensch dem anderen gleicht, ist auch die pflegerische Versorgung äußerst unterschiedlich. Das Anliegen bei der Erstellung dieses Buchs war, möglichst viele Wahrnehmungen, auf die Pflegende im Arbeitsalltag stoßen, und Maßnahmen, die sie durchführen, hinsichtlich ihrer Dokumentation im Pflegebericht zu beschreiben. Anregungen zu fehlenden Stichworten werden daher dankbar entgegengenommen und vor einer Neuauflage dieses Buchs geprüft.

Stichworte A–Z

A

Abdomen: Spannungs- und Wölbungszustand der Bauchdecke; Hautfarbe ↑; ggf. Schmerzempfindlichkeit; ggf. Venenzeichnung

Abführmaßnahme: Art der Maßnahme; ggf. verwandtes Gleitmittel; Lage/Bewegung nach der Verabreichung; ggf. Besonderheiten, z. B. Verträglichkeit; Stuhlgang ↑; Beschreibung des Stuhls ↑; anschließende Maßnahmen, z. B. Intimpflege ↑; ggf. Entnahme einer Stuhlprobe (vgl. Probenentnahme ↑); vgl. Ausräumen, digitales ↑

Abhängigkeit, Suchtmittel: Art und Resultat unternommener Präventivmaßnahmen; Verhalten ↑; Auswirkungen des Suchtmittelverzichts auf die Stimmung ↑; vgl. Suchtmittelmissbrauch ↑

Abklopfen: Vorgehensweise; Körperlage; Dauer; Ergebnis; vgl. Sekret ↑

> **Abkürzungen:** Da die Pflegedokumentation ↑ auch dem fachlichen Austausch dient, sollte sie für alle Pflegefach- und -hilfspersonen, die mit der Dokumentation arbeiten, verständlich sein. Es sollten daher nur solche Abkürzungen verwandt werden, die allen geläufig sind. Werden einrichtungsspezifische Abkürzungen verwandt, sind diese in einer Liste zu führen, damit sie bei Bedarf nachgesehen und von neuen Mitarbeitenden erlernt werden können.

Ablaufsonde: Anlage; Lokalisation (nasal, oral); Größe des Lumens; Reaktion der zu pflegenden Person; Menge, Farbe und ggf. Beimengungen der ablaufenden Flüssigkeit; ggf. Probenentnahme ↑

Ablehnung: Art der abgelehnten Maßnahme; ggf. genannte Gründe; Information ↑, die an die zu pflegende Person gegeben wurde; weitere unternommene Maßnahmen; ggf. Zeitpunkt und Name informierter Personen. **Hinweis:** Die Ablehnung sollte nicht im Pflegebericht „untergehen", sondern unter „besondere Bemerkung" dokumentiert werden [4]. Vgl. Unterlassung ↑

Abpumpen, Muttermilch: Menge; Seite der Brust; Art der Milchpumpe (beim erstem Abpumpen oder bei Wechsel der Pumpe), ggf. Besonderheiten; vgl. Stillen ↑

Absaugen: abgesaugte Körperregion; Absaugtiefe; Vorgehensweise; Dauer; Sekret ↑; Reaktion der zu pflegenden Person

Absence: Situation bei Auftreten; Verhalten ↑; Dauer; ggf. Verletzungen ↑; ggf. Art, Dauer und Resultat unternommener Maßnahmen; Verhalten nach der Absence

Absprachen: Inhalt; ggf. Terminierung

Abstillen: Grund; Zeitpunkt der ausgelassenen bzw. ersetzten Stillmahlzeiten (Stufenschema erkennbar dokumentieren); ggf. Name der Ersatzmilch; Art, Menge und Toleranz der aufgenommenen Beikost bzw. Ersatzmilch; ggf. Besonderheiten, z. B. Fütterung durch bestimmte Personen, Verdauungsprobleme; vgl. Beikost ↑, Flaschenmilchernährung ↑, Stillen ↑

Abstrich: Entnahmeort; weiteres Verfahren mit dem Abstrich

Abszess: Lokalisation; Größe/Durchmesser; ggf. Höhe/Erhabenheit; Farbe(n); Hautzustand ↑; ggf. Funktionsbeeinträchtigung; Art und Resultat unternommener Maßnahmen; Entwicklungsverlauf; ggf. Zeitpunkt und Name des informierten Arztes

Abusus: Art und Menge der Substanz; Verhalten ↑; vgl. Abhängigkeit ↑; vgl. Suchtmittelmissbrauch ↑

Abwehr: vgl. Ablehnung ↑

Abwesendes Symptom: vgl. Symptom, abwesendes ↑

Achselgehstütze: durchgeführte Information ↑/Beratung ↑/Anleitung ↑ und deren Resultat; Fähigkeit der pflegebedürftigen Person im Umgang

Adaptation, postpartale: vgl. Atmung ↑, Hautfarben ↑, Körpertemperatur ↑, Miktion ↑, Stuhlgang ↑, Untersuchung ↑

Aerosol: Reaktion der zu pflegenden Person; durchgeführte Information ↑/Beratung ↑/Anleitung ↑ und deren Resultat

After: vgl. Anus ↑

Aggression: vgl. Verhalten, aggressives ↑

Aktionstremor: Situation des Auftretens; Dauer; betroffener Muskel/Körperteil; ggf. Folgen, z. B. für die selbstständige Lebensführung; Tremorzeichen bei Ruhe; ggf. Zeitpunkt und Name der informierten Ärztin; vgl. Ruhetremor ↑

Aktivierung: Vorgehensweise/Maßnahme; Dauer; Ziel; Resultat

Alarmgrenzen: vgl. Monitorüberwachung ↑

Alkoholkonsum: vgl. Abhängigkeit ↑; Suchtmittelmissbrauch ↑

Allergische Reaktion: Art der Symptome; bekannter Auslöser oder Vermutung ↑; bei Hauterscheinung: Aussehen, Größe und Lokalisation; Art, ggf. Dauer und Resultat unternommener Maßnahmen; ggf. Zeitpunkt und Name des informierten Arztes

Allgemeinzustand (AZ): Ernährungszustand ↑; Pflegezustand ↑; Kräfte; Belastbarkeit; Hilfebedarf ↑; kognitive (geistige) Fähigkeit; Mobilität ↑; Kommunikationsverhalten ↑; emotionale Situation. Der Allgemeinzustand wird in der Regel als „gut", „reduziert" oder „stark reduziert" klassifiziert.

Alltagsbewältigung: vgl. Hilfebedarf ↑, Lebensqualität ↑

Alopezie: vgl. Haarausfall ↑

Altersweitsichtigkeit, bekannte: Art bzw. Entwicklung der daraus entstehenden Probleme im Alltag; Art und Resultat der unternommenen Maßnahmen

> **Ambulante Pflege:** Die Pflegedokumentation ↑ in Papierform verbleibt bei der zu pflegenden Person. Eine Ausnahme gilt dann, wenn damit zu rechnen ist, dass die pflegebedürftige Person die Dokumentation vernichtet oder unauffindbar macht. Wird die Pflege elektronisch dokumentiert, so hat die zu pflegende Person bzw. ggf. die betreuende Person ein Einsichtsrecht ↑. Vgl. Durchführungsnachweis ↑

Amnesie: vgl. Erinnerungslücke ↑

Amputation: Art der Wund-/Stumpfversorgung; Hautzustand ↑ des Stumpfs; ggf. Schmerzen ↑; psychischer Zustand der zu pflegenden Person; Auswirkungen auf das tägliche Leben; vgl. Prothese ↑

Analgetikum: Situation der Verabreichung; Eintritt der Wirkung und deren Dauer; Schmerzassessment ↑; bei Bedarfsmedikation: Grund für die Verabreichung

Analpflege: vgl. Intimpflege ↑

Analprolaps: Größe; Farbe; ggf. Abgang von Blut; ggf. Art und Resultat unternommener Maßnahmen; Zeitpunkt und Name der informierten Ärztin

Analtamponade: Einsetzen; Entfernung; Stuhlgang ↑; Toleranz durch die zu pflegende Person; ggf. durchgeführte Information ↑/Beratung ↑/Anleitung ↑ und deren Resultat

> **Anamnese:** erhobene Daten; ggf. Begründung, warum Daten noch nicht erhoben wurden. **Hinweis:** Die Fragen, die der zu pflegenden Person im Rahmen der Pflegeanamnese gestellt werden, betreffen immer ihren Hilfebedarf bei den Alltagsaktivitäten. Zudem sollte in Erfahrung gebracht werden, welche Umstände den Alltag der zu pflegenden Person beeinträchtigen, z. B. Schmerz ↑, Wunden ↑, Inkontinenz ↑. Je nach Alter und Entwicklungsstand der betroffenen Person, nach der Art der Einrichtung, in Abhängigkeit von der Erkrankung und/oder Behinderung, aber auch in Abhängigkeit von vielen anderen Faktoren sind sehr unterschiedliche Informationen zu

sammeln bzw. Fragen zu stellen. Daher ist an dieser Stelle eine Aufzählung der notwendigen Informationen nicht möglich. Vielmehr ist die Anamnese an die Situation der pflegebedürftigen Person anzupassen. In der Regel verfügen Kliniken, Pflegedienste und stationäre Pflegeeinrichtungen über Formulare, die einen Großteil der Anamnesethemen vorgeben, aber auch Spielraum für Besonderheiten lassen. Generell ist darauf zu achten, ob im Rahmen der Anamnese erhobene Informationen ggf. auch für andere Berufsgruppen wichtig sind. Selbstverständlich sollte es sein, die Sicht der zu pflegenden Person stets zu erfragen. Die Pflegeanamnese wird im Pflegeverlauf nicht aktualisiert, auch nicht wenn die pflegebedürftige Person z.B. Fähigkeiten wiedergewinnt (diese werden im Pflegebericht↑ dokumentiert und in der Pflegeplanung↑ bzw. Maßnahmenplanung↑ berücksichtigt). Wohl aber kann die Pflegeanamnese ergänzt werden, wenn sich weitere Erkenntnisse ergeben. Eingetragene Ergänzungen sind mit Datumsangabe und Handzeichen zu vermerken. Vgl. Strukturierte Informationssammlung↑

Anästhesie, lokale: vgl. Lokalanästhesie↑

Anfall, epileptischer: vgl. Epileptischer Anfall↑

Anfallsschwindel: vgl. Schwindel↑

Angehörige: Informationen von/über Angehörige werden neutral bzw. wertfrei notiert, z.B. wenn Äußerungen↑ die zu pflegende Person betreffen oder die angehörige Person als gesetzlicher Vertreter für Entscheidungen der zu pflegenden Person eingesetzt ist. Vgl. Kommunikationsverhalten↑, Verhalten↑

Angina-pectoris-Anfall: Art und Menge der (zuvor vom Arzt angeordneten) Medikamentengabe↑; Zeitpunkt und Name der informierten Ärztin; Situation, in der der Anfall auftrat; Körperbereiche, in die der Schmerz↑ ausgestrahlt ist; Blutdruck↑; Begleiterscheinungen, z.B. auffällige Atmung↑, Blässe; Verhalten↑ nach dem Anfall; durchgeführte Information↑/Beratung↑/Anleitung↑

Angst: Situation; Äußerungen↑; Gestik↑, Mimik↑; eingeschätzter Angstgrad; ggf. Art und Resultat unternommener Maßnahmen; ggf. getroffene Absprachen↑; durchgeführte Information↑/Beratung↑/Anleitung↑ und deren Resultat; bei sehr starker Angst: Zeitpunkt und Name des informierten Arztes

Anhidrosis: Situation, in der die Anhidrosis aufgefallen ist; Körpertemperatur↑; ggf. zur Abkühlung unternommene Maßnahmen und deren Resultat; ggf. Zeitpunkt und Name der informierten Ärztin

Ankleiden: konkreter Hilfebedarf ↑; ggf. Kleidungsstücke, die nicht genutzt werden sollten, z. B. Hosen mit Knöpfen, und Begründung dafür; Begleiterscheinungen, z. B. Schwindel ↑

Anleitung: Ziel; Thema/Handlung/Inhalte; angeleitete Person(en); vorab gegebene Information ↑/ Beratung ↑; Art der Anleitung (Demonstration und Erklärung, Durchführung mit Unterstützung, selbstständige Durchführung); Erfolg bzw. Misserfolg der Anleitung mit Begründung; Absprachen ↑ und ggf. vereinbarter Termin/Thema für die nächste Anleitung

Anordnung, ärztliche: Durchführung der konkreten Maßnahme, vgl. entsprechendes Stichwort; Reaktion der zu pflegenden Person auf die Maßnahme; ggf. Besonderheiten, z. B. Ablehnung ↑. **Hinweis:** Ärztliche Anordnungen dürfen nicht ohne Weiteres unterlassen oder im Vergleich zur angeordneten Durchführung verändert werden. In manchen Situationen, z. B. bei Ablehnung durch die zu pflegende Person, Unleserlichkeit der handschriftlichen Anordnung oder unplausiblen Anordnungen, ist dies jedoch unumgänglich. In diesen Fällen ist eine Rücksprache mit dem Arzt notwendig, insbesondere, wenn der zu pflegenden Person durch die Unterlassung Schaden entstehen kann. Die Pflegefachpersonen tragen die Durchführungsverantwortung.

Anordnung, ärztliche, telefonische: Im Idealfall sollten ärztliche Anordnungen immer schriftlich erfolgen, um Missverständnisse zu vermeiden. Gerade außerhalb des klinischen Bereichs sind jedoch mitunter auch Anordnungen auf anderem Weg notwendig. Ideal ist in diesem Fall eine Anordnung per Fax. Ist dies nicht möglich und darf keine Zeit verloren werden, so dokumentiert die Pflegefachperson eine telefonische Anordnung wie folgt: Zeitpunkt; Name der Ärztin; konkrete Anordnung, bei Arzneimitteln: Name des Medikaments, Applikationsform und -art, Konzentration, Dosierung, angeordneter Verabreichungszeitpunkt, ggf. Besonderheiten, z. B. Bedingungen, unter denen das Arzneimittel gegeben/nicht gegeben werden soll und Hinweis, dass die Anordnung telefonisch erfolgte. Um sicherzustellen, dass sie sich nicht verhört hat, wiederholt die Pflegefachperson die Anordnung am Telefon gegenüber der Ärztin und lässt sich die Richtigkeit der verstandenen Anordnung bestätigen. Die Durchführungsverantwortung übernimmt in jedem Fall die Pflegefachperson [13].

Anpassungsstörung, postpartale: vgl. Adaptation, postpartale ↑

Anti-Dekubitusmatratze: vgl. Wechseldruckmatratze ↑

Anti-Thrombosestrümpfe: vgl. Kompressionsstrümpfe ↑

Antriebsarmut: Dauer von Phasen, die ohne Aktivität verbracht wurden; Ort, an dem diese Phasen verbracht wurden; Reaktion auf Motivation ↑ zur Aktivität einschließlich Art der angebotenen Aktivität; Äußerungen ↑; ggf. Zeitpunkt und Name der informierten Ärztin

Antriebssteigerung: Art und Dauer der Aktivitäten aus Eigeninitiative; Äußerungen ↑; Art der angebotenen Aktivitäten und Reaktion darauf; ggf. Zeitpunkt und Name des informierten Arztes

Anurie: vgl. Urin ↑; ggf. Begleiterscheinungen, z. B. Schmerzen ↑, Ödeme ↑; Trinkverhalten ↑; Besonderheiten im Verhalten ↑; Zeitpunkt und Name der informierten Ärztin

Anus: ggf. auffällige Hautfarbe ↑; ggf. Verletzungen ↑; ggf. sichtbare Venen und deren Größe/Länge, Farbe und Lokalisation; ggf. Schmerzen ↑

Anus praeternaturalis: Systemwechsel; verwendetes System; gewechselte/verwendete Teile des Systems; ggf. Größenanpassung von Systemkomponenten; Beschreibung des Stuhls ↑; Hautfarbe ↑ um den Anus praeternaturalis; ggf. Verletzungen ↑; Hautzustand ↑; Hautpflege ↑ und dafür verwendete Utensilien; ggf. soziale Einschränkungen und dagegen unternommene Maßnahmen; durchgeführte Information ↑/Beratung ↑/Anleitung ↑ und deren Resultat

Apathie: vgl. Antriebsarmut ↑, Blickkontakt ↑, Delir ↑, Desorientierung ↑, Durchschlafstörung ↑, Einschlafstörung ↑

APGAR: Atmung ↑; Puls ↑; Grundtonus der Muskulatur; Aussehen/Hautfarbe ↑; Reflexe/Reizreaktionen; ermittelter Wert; Minuten Lebensalter; ggf. Art und Resultat unternommener Maßnahmen; ggf. Zeitpunkt und Name des informierten Arztes

Aphasie: Möglichkeiten der Verständigung; verwendete Hilfsmittel ↑ oder Zeichen; Sprechbeispiele mit Gesagtem und Gemeintem; Stimmung ↑; vgl. Sprachstörung ↑

Aphthe: vgl. Rhagaden ↑

Apnoe: Dauer; vorhergehende Situation; ggf. Auslöser; Art und Resultat unternommener Maßnahmen; Zeitpunkt und Name des informierten Arztes; Verhalten ↑ und Situation nach der Apnoe; ermittelte Vitalzeichen ↑

Apoplex: vgl. Aphasie ↑, Defäkationsstörung ↑, Dysarthrie ↑, Lähmung ↑, Konzentrationsstörung ↑, Miktionsstörung ↑, Schluckstörung ↑, Wahrnehmung ↑

Appetit: Art der Lebensmittel/Speisen bzw. Geschmacksrichtung, auf welche die zu pflegende Person Appetit hat; ggf. Art und Resultat unternommener Maßnahmen zur Appetitförderung; ggf. Absprachen ↑; vgl. Ernährung ↑

Appetitlosigkeit: Geschmacksempfinden ↑; Stimmung ↑; Essensmenge; Art der aufgenommenen Lebensmittel; ggf. geäußerte Ursache der Appetitlosigkeit; ggf. geäußerte Essenswünsche; vgl. Ernährung ↑

Apraxie: betroffene Körperbereiche/-funktionen (Mimik ↑, Gestik ↑, ggf. Sprachstörung ↑, Gebrauch von Gegenständen); betroffene Körperseite; konkrete Problembeschreibung; Art des Hilfebedarfs ↑; Art und Resultat unternommener Maßnahmen; durchgeführte Information ↑/Beratung ↑/Anleitung ↑ und deren Resultat; ggf. getroffene Absprachen ↑; bei erstem Auftreten: Zeitpunkt und Name der informierten Ärztin; vgl. Verhalten ↑

Armprothese: Anlegen und Abnehmen; Selbstständigkeit bzw. Hilfebedarf ↑ beim Anlegen/Abnehmen; Selbstständigkeit/Hilfebedarf während des Tragens der Prothese; Hautzustand ↑ und ggf. Auffälligkeiten des Stumpfes; Hautpflege ↑ des Stumpfes; ggf. veränderte Passform; ggf. Datum und Name des informierten Orthopädiemechanikers und/oder Arztes; durchgeführte Information ↑/Beratung ↑/Anleitung ↑ und deren Resultat

Arrhythmie: Art der Feststellung, z. B. Alarm des Monitors, Pulsmessung ↑; Beschreibung der Schlagfolge; Zeitpunkt und Name der informierten Ärztin; Art und Resultat unternommener Maßnahmen; vgl. Monitorüberwachung ↑

Arthritis, rheumatoide: betroffene Gelenke; Tätigkeiten, bei denen Unterstützung benötigt wird und Art des Hilfebedarfs ↑; vgl. Schmerzen ↑

Arthrose: von Schonhaltung betroffene Körperteile; Schmerzen ↑; Lokalisation und Größe von Schwellungen; Hilfebedarf ↑; Dauer und Art von Wärmeanwendungen ↑, Massagen und Bewegungsübungen

Arzneimittelanwendung/-einnahme: Ausgabe/Verabreichung; ggf. Hilfebedarf ↑ bei der Einnahme/Anwendung; Arzneimittelwirkung ↑ einschließlich Nebenwirkung (sofern beobachtbar und mit Zeitpunkt); Arzneimitteltoleranz ↑; ggf. Ausbleiben erwarteter Nebenwirkungen; durchgeführte Information ↑/Beratung ↑/Anleitung ↑ und deren Resultat; ggf. Ablehnung ↑; ggf. Unterlassung ↑ mit Zeit und Name des informierten Arztes. **Hinweis:** Gerade in der ambulanten Pflege dokumentiert die Ärztin in der Regel nicht auf demselben Bogen wie die Pflegefachpersonen. Aus der Verordnung des Arztes müssen entsprechend hervorgehen: Applikationsform und -art des Arzneimittels; vollständiger Name des Arzneimittels oder Wirkstoff; Dosierung; Häufigkeit der Einnahme/Verabreichung; Zuordnung zu einer Tageszeit; ggf. Hinweis auf Bedarfsmedikation und bei welchen Symptomen welches Medikament in welcher Dosierung und zu welcher maximalen Tageshöchstdosis eingesetzt werden darf [16] . Generell ist darauf zu achten, Übertragungsfehler zu vermeiden. Im Idealfall erfolgt das Richten der Arzneimittel direkt von dem vom Arzt ausgefüllten Anordnungsblatt; vgl. Anordnung, ärztliche, telefonische ↑

Arzneimittelanwendung, Fehler: vgl. Zwischenfall ↑

Arzneimittelintoleranz: Art unerwünschter Wirkungen; Art und Resultat unternommener Maßnahmen; Zeitpunkt und Name der informierten Ärztin; ggf. nach ärztlicher Anordnung getroffene Maßnahmen und deren Resultat

Arzneimittelwirkung: Die Wirkungen von Arzneimitteln sind vielfältig. Gleichzeitig kann nicht jede Arzneimittelwirkung beobachtet werden, z. B. wenn ein Antibiotikum die Anzahl der Bakterien reduziert. Offensichtliche Zusammenhänge zwischen der Einnahme eines Arzneimittels und der Veränderung des Gesundheitszustands sollten jedoch dokumentiert werden. Damit kann auch der Arzt diese Zusammenhänge bewerten, z. B. Veränderung der Wunde ↑, des Verhaltens ↑, der Körpertemperatur ↑, der psychischen Situation ↑.

Ärztliche Anordnung: vgl. Anordnung, ärztliche ↑

Aspiration: aspirierter Gegenstand/Flüssigkeit, ggf. mit Menge; Reaktion und deren Dauer; ggf. Vitalzeichen ↑; Art und Resultat unternommener Maßnahmen; Situation nach der Aspiration; ggf. Zeitpunkt und Name der informierten Ärztin

Aspirationsprophylaxe: unternommene Maßnahmen; durchgeführte Information ↑/Beratung ↑/Anleitung ↑ und deren Resultat; vgl. Prophylaxe ↑

Assessment (engl. Bewertung, Einschätzung): In der Pflege wird unter Assessment die Einschätzung des Pflegebedarfs verstanden. Ein Assessment kann sich auf einen einzelnen Bereich, z. B. die Sturzgefährdung, oder aber allgemein auf den Bedarf an pflegerischer Hilfestellung beziehen. Das Assessment findet im Rahmen der Anamnese ↑ bzw. der Strukturierten Informationssammlung ↑ statt, wenn am Beginn des Pflegeprozesses ↑ die pflegerelevanten Informationen erhoben werden. Gerade bei einer länger dauernden pflegerischen Versorgung, z. B. bei einem Frühgeborenen, einer zu pflegenden Person auf einer Intensivstation oder in der Altenpflege, macht eine Wiederholung des Assessments Sinn, da sich die Situation der zu pflegenden Person verändert haben kann. Die Ergebnisse eines Assessments sollten immer dokumentiert werden. Gleiches gilt für die Situation/Bedingungen, unter denen das Assessment stattgefunden hat. So ist es beispielsweise im Rahmen eines Schmerzassessments wichtig, festzuhalten, ob die Schmerzen ↑ in Ruhe oder bei Bewegung bewertet wurden. Auch wenn das Assessment ergeben hat, dass kein Risiko oder Pflegeproblem vorliegt, ist zu dokumentieren, dass das Assessment stattgefunden hat und welche Ergebnisse sich ergeben haben. Ebenso sind die aus dem Assessment resultierenden Maßnahmen zu dokumentieren bzw. in die Pflegeplanung ↑/Maßnahmenplanung ↑ aufzunehmen. Ist eine Wiederholung des Assessments geplant, sollte diese schriftlich terminiert werden. Für verschiedene Bereiche, z. B. die Erfassung der Stärke von Schmerzen, gibt es Assessmentinstrumente, die in der Regel aus Fragebögen oder Skalen bestehen. Die Ergebnisse des Assessments fließen in die Pflegeplanung bzw. Maßnahmenplanung ein. Selbstverständlich sollte es sein, die Sicht der zu pflegenden Person in das Assessment einzubeziehen.

In den nationalen Expertenstandards werden zwei Stufen des Assessments unterschieden. In der ersten Stufe wird bei jeder Person, die Zielgruppe des jeweiligen Expertenstandards ist, nach Risikofaktoren geschaut. Dieses Vorgehen wird auch als Screening bezeichnet. Sind Risikofaktoren vorhanden oder können sie zumindest nicht sicher ausgeschlossen werden, findet ein differenziertes Assessment statt. Dieses wird auch als differenzierte oder vertiefte Einschätzung bezeichnet. Generell sind Assessments dosiert einzusetzen und nicht pauschal bei jedem zu pflegenden Menschen jedes in der Einrichtung vorhandene Assessment durchzuführen [2].

Assessmentinstrument: vgl. Instrument ↑

Assistenz des Arztes: Pflegefachpersonen, insbesondere in der Klinik, unterstützen regelmäßig Ärztinnen bei deren Tätigkeit, z. B. indem sie die pflegebedürftige Person halten oder der Ärztin Utensilien anreichen. Die Aufgabe der Dokumentation der Tätigkeit, z. B. einer Lumbalpunktion, liegt bei der Ärztin. Übernimmt die Pflegefachperson anschließend Aufgaben, die nicht mehr in Anwesenheit der Ärztin geschehen, z. B. die Beobachtung↑ der zu pflegenden Person, so übernimmt sie hier auch die Dokumentation.

Asthmaanfall, akuter: Dauer des Anfalls; Situation, in der der Anfall aufgetreten ist; Art und Resultat unternommener Maßnahmen; Situation nach dem Anfall; durchgeführte Information↑/Beratung↑/Anleitung↑ und deren Resultat

Asthma bronchiale: Arzneimitteleinnahme↑; Art und Resultat durchgeführter Präventionsmaßnahmen, z. B. Inhalation↑, Atemgymnastik↑; durchgeführte Information↑/Beratung↑/Anleitung↑ und deren Resultat; vgl. Asthmaanfall, akuter↑

Atemgeräusche: Beschreibung des Geräusches, z. B. bellend, pfeifend, ziehend; ggf. Zusammenhang mit Ein- oder Ausatmung; vorangegangene Situation; Art und Resultat unternommener Maßnahmen; vgl. Atemnot↑, Atemprobleme↑, Atmung↑, Stridor↑

Atemgymnastik: Art der durchgeführten Übungen; Anzahl der Wiederholungen oder Dauer der Übung; Reaktionen nach der Atemgymnastik, z. B. Auswurf↑; durchgeführte Information↑/Beratung↑/Anleitung↑ und deren Resultat

Atemmonitor: vgl. Monitorüberwachung↑, Atmung↑

Atemnot: Atemgeräusche↑; Stridor↑; Einziehungen↑; Nasenflügeln; Körperhaltung; Art und Resultat unternommener Maßnahmen; ggf. Zeitpunkt und Name der informierten Ärztin; Situation nach der Atemnot

Atemprobleme: Dauer; Atemfrequenz; Atemtiefe; Atemgeräusche↑; Stridor↑; Einziehungen↑; Nasenflügeln; Atemgeruch; Körperhaltung↑; ggf. Einsatz der Atemhilfsmuskulatur; vorangegangene Situation; Art und Resultat unternommener Maßnahmen; durchgeführte Information↑/Beratung↑/Anleitung↑ und deren Resultat; ggf. Zeitpunkt und Name des informierten Arztes; Situation nach den Atemproblemen; vgl. Atmung↑

Atemstillstand: vgl. Apnoe↑

Atemstimulierende Einreibung: Dauer; eingeriebener Körperbereich; verwandtes Einreibemittel; allgemeine und ggf. Hautreaktionen

Atemtrainer: Art des Atemtrainers; Dauer des Atemtrainings bzw. Anzahl der Wiederholungen; Reaktionen auf die Anwendung; durchgeführte Information↑/Beratung↑/Anleitung↑ und deren Resultat

Atemübung: Art der Übung; Dauer der Atemübung bzw. Anzahl der Wiederholungen; Reaktionen auf die Atemübungen; durchgeführte Information ↑/Beratung ↑/Anleitung ↑ und deren Resultat

Atemunterstützende Positionierung: Atemsituation vor der Positionierung; Art der Positionierung; Dauer; Reaktionen auf die Position; ggf. Beschreibung des Auswurfs ↑; durchgeführte Information ↑/Beratung ↑/Anleitung ↑ und deren Resultat; vgl. Positionierung ↑

Atmung: Frequenz; Rhythmus; Tiefe; Geruch ↑; Atemgeräusche ↑; Nasen- bzw. Mundatmung; Brust- bzw. Bauchatmung; ggf. Nasenflügeln beim Säugling; ggf. Art und Resultat unternommener Maßnahmen; vgl. Atemnot ↑, Atemprobleme ↑, Stridor ↑

Auditive Stimulation: verwendete Klänge/Musik; Art und Dauer der Anwendung; Reaktion der pflegebedürftigen Person

Auditive Wahrnehmung: vgl. Wahrnehmungsstörung ↑

Auffindesituation: Auffindeort; Auffindezeit; Position des Körpers, insbesondere des Gesichts; Beschreibung einer ggf. unnatürlichen Körperhaltung, z. B. schlaffe Extremität, unphysiologische Gelenkstellung; ggf. Vorhandensein und Position von Gegenständen in der unmittelbaren Umgebung; Hautfarbe ↑; gefühlte Hauttemperatur; Vitalzeichen ↑; Art und Resultat unternommener Maßnahmen; ggf. Zeitpunkt und Name der informierten Ärztin

Auflage: Dauer; Körperstelle; Temperatur (kalt/warm); genutzte Materialien; allgemeine und ggf. Hautreaktion; Versorgung der Körperstelle nach der Anwendung

Aufmerksamkeit: konkrete Situation; durchgeführte Information ↑/Beratung ↑/Anleitung ↑; Fähigkeit, Besprochenes umzusetzen, zu wiederholen bzw. thematisch angemessen zu antworten; ggf. getroffene Absprachen ↑

Aufstehen: Selbstständigkeit bzw. Art des Unterstützungsbedarfs; ggf. Besonderheiten, z. B. Kreislaufprobleme

Aufstoßen: vgl. Sodbrennen ↑

Augenbindehaut: Farbe; Feuchtigkeit; ggf. Sekret ↑; ggf. Beschwerden

Augenpflege: Umfang des Hilfebedarfs ↑; verwandte Utensilien; ggf. beobachtete Auffälligkeiten; vgl. Grundpflege ↑

Augenprothese: Einsetzen; Entfernung; Reinigungsmaßnahmen; benutzte Reinigungsmittel; Auffälligkeiten an der Augenhöhle; durchgeführte Information ↑/Beratung ↑/Anleitung ↑ und deren Resultat

Ausfluss: betroffener Körperteil; Farbe; Geruch; Menge; ggf. Juckreiz ↑; ggf. Art und Resultat unternommener Maßnahmen; durchgeführte Information ↑/Beratung ↑/ Anleitung ↑ und deren Resultat; ggf. Zeitpunkt und Name des informierten Arztes

Ausfuhr: vgl. Bilanzierung ↑

Auskleiden: konkreter Hilfebedarf; ggf. Begleiterscheinungen, z. B. Schwindel ↑

Ausräumen, digitales: ggf. angeordnete und verabreichte Arzneimittel; verwendete Gleitmittel; Beschreibung des Stuhls ↑; Verträglichkeit der Maßnahme; anschließende Maßnahmen, z. B. Intimpflege ↑

Ausscheidung: vgl. Erbrechen ↑, Stuhl ↑, Urin ↑, Miktionsstörung ↑, Defäkationsstörung ↑

Auswurf: vorangegangenes Verhalten ↑; Menge; Farbe; Konsistenz; ggf. Geruch ↑; ggf. Beimengungen

Äußerungen: konkrete Aussagen; ggf. getroffene Absprachen ↑; ggf. Art und Resultat unternommener Maßnahmen. **Hinweis:** Originale Äußerungen werden als Zitat in Anführungszeichen gesetzt.

B

Bad: vgl. Ganzkörperbad ↑, Teilbad ↑

Bartpflege: Umfang des Hilfebedarfs ↑; Art und Resultat unternommener Maßnahmen; ggf. beobachtete Auffälligkeiten; vgl. Grundpflege ↑, Rasur ↑

Basale Stimulation®: Da die Basale Stimulation® als Konzept und nicht als Aneinanderreihung einzelner Techniken verstanden wird, besteht auch die Dokumentation nicht aus der Beschreibung jedes einzelnen Handgriffs. Dokumentiert werden sollte, ob eine zu pflegende Person nach dem Konzept der Basalen Stimulation® versorgt wird. Ebenso ist es sinnvoll, die Reaktionen der pflegebedürftigen Person auf die pflegerische Versorgung im Pflegebericht ↑ zu dokumentieren. Bei Bedarf können einzelne Elemente, z. B. bei Neueinführung beim jeweiligen pflegebedürftigen Menschen, in der Pflegeplanung ↑ bzw. Maßnahmenplanung ↑ beschrieben werden.

Bauch: vgl. Abdomen ↑

Beatmung: **Hinweis:** Die Beatmung wird in der Regel nicht im Pflegebericht ↑, sondern auf einem sogenannten Beatmungsprotokoll dokumentiert, das die einrichtungsinternen Dokumentationsstandards berücksichtigt.

Beaufsichtigung: konkrete Tätigkeit bzw. Maßnahme, bei der die zu pflegende Person beaufsichtigt wurde; Ziel der Beaufsichtigung, z. B. allgemeine Durchführung der Maßnahme, sofern nicht in der Pflegeplanung dokumentiert; Resultat der Maßnahme; vgl. Hilfebedarf↑

Beckenbodentraining: durchgeführte Information↑/Beratung↑/Anleitung↑ und deren Resultat; Dauer des Beckenbodentrainings; Rückmeldungen der pflegebedürftigen Person; ggf. Absprachen↑ mit anderen Berufsgruppen

Bedarf: Art des Bedarfs; Äußerung oder Auffallen des Bedarfs; ggf. Art und Resultat unternommener Maßnahmen; durchgeführte Information↑/Beratung↑/Anleitung↑ und deren Resultat; ggf. Zeitpunkt und Name der informierten Ärztin

Bedarfsmedikation: vgl. Arzneimittelanwendung/-einnahme↑

Bedürfnis: Art des geäußerten Bedürfnisses; ggf. Art und Resultat unternommener Maßnahmen, um dem Bedürfnis entgegenzukommen; ggf. getroffene Vereinbarungen bzw. Absprachen↑

Beeinträchtigung, kognitive: vgl. Kognitive Beeinträchtigung↑

Behaarung: Lokalisation; Größe der Fläche; ggf. Länge der Haare und Qualität, z. B. weich, drahtig, kraus, glatt; Farbe

Behandlungspflege: Maßnahmen der Behandlungspflege sollten immer im sogenannten Durchführungsnachweis abgezeichnet werden. Besonderheiten sind bei Bedarf im Pflegebericht↑ zu ergänzen. Die sogenannte „Immer-so-Regel“↑ gilt nicht für Maßnahmen der Behandlungspflege [2]. Konkrete Hinweise zur Dokumentation von Maßnahmen der Behandlungspflege finden sich unter den jeweiligen Stichworten, z. B. Inhalation↑, Injektion↑, Wundversorgung↑.

Beikost, Einführung: Hintergrund, z. B. Interesse des Kindes an fester Nahrung; ausgelassene bzw. ersetzte Still-/Flaschenmahlzeiten (Stufenschema erkennbar dokumentieren); Art, Menge und Toleranz der aufgenommenen Beikost; ggf. Besonderheiten, z. B. Fütterung durch bestimmte Personen, Verdauungsprobleme; vgl. Abstillen↑, Flaschenmilchernährung↑, Stillen↑

Beinprothese: Anlegen und Abnehmen; Selbstständigkeit bzw. Hilfebedarf↑ beim Anlegen/Abnehmen; Selbstständigkeit/Hilfebedarf während des Tragens der Prothese; Hautzustand↑ und Auffälligkeiten des Stumpfs; Hautpflege↑ des Stumpfs; ggf. veränderte Passform; ggf. Name des informierten Orthopädiemechanikers und/oder Arztes;

durchgeführte Information ↑/ Beratung ↑/Anleitung ↑ und deren Resultat

Belastungsinkontinenz: vgl. Inkontinenz, Harn ↑

Belohnung: Art der Belohnung; Reaktion der pflegebedürftigen Person; ggf. getroffene Absprachen ↑; Begründung für erfolgte/nicht erfolgte Belohnung nach festgelegtem Bewertungsschema

Beobachtung: vgl. Wahrnehmung ↑

Beratung: Ziel; Thema; beratene Person(en); ggf. vorab gegebene Information ↑; Ergebnis der Beratung; ggf. getroffene Absprachen ↑; vgl. Risikomatrix ↑

Beruhigungssauger, Entwöhnung: mit den Eltern vereinbarte Maßnahmen, z. B. verbale Hinweise, Belohnungen ↑; durchgeführte Information ↑/Beratung ↑/Anleitung ↑ des Kindes oder der Eltern und deren Resultat; ggf. Häufigkeit der durchgeführten Maßnahmen; Situation und zeitlicher Umfang der Nutzung des Saugers; ggf. vereinbarte Ausnahmen

Beruhigungssauger, Verwendung: Art und Größe des Saugers; Situationen der Nutzung; ggf. getroffene Absprachen ↑ zur (Nicht-)Verwendung; durchgeführte Information ↑/Beratung ↑/Anleitung ↑ und deren Resultat

Berührungsempfinden, auffälliges: Art der Berührung; Körperstelle; Art der Reaktion auf die Berührung; ggf. Art und Resultat unternommener Maßnahmen; ggf. Zeitpunkt und Name der informierten Ärztin

Berührung, initiale: vgl. Initialberührung ↑

Beschäftigung: Dauer; Art der Beschäftigung; ggf. Ergebnis; ggf. Verhalten ↑ während der Beschäftigung

Beschwerde: Thema; getroffene Absprachen ↑; Art und Resultat unternommener Maßnahmen; ggf. vereinbarter Termin für eine erneute Besprechung des Themas

Betreuung, rechtliche: Bevor einer rechtlichen Betreuerin Auskünfte erteilt oder sie in Entscheidungen einbezogen wird, sollte sich die Pflegefachperson von der Rechtmäßigkeit der Betreuerin überzeugen. Je nach Einrichtung kann diese Aufgabe einer anderen Person zufallen. Die Prüfung der Rechtmäßigkeit sollte auf dem Stammblatt ↑ notiert und abgezeichnet werden.

Bettgitter: Dauer der Nutzung; Art des Bettgitters; Seite(n) der Nutzung; Grund, z. B. Wunsch des pflegebedürftigen Menschen, ärztliche Anordnung; durchgeführte Information ↑; Ergebnis durchgeführter Kontrollen einschließlich der Reaktionen des zu pflegenden Menschen auf das Bettgitter

Bettlägerigkeitsprophylaxe: Art und Resultat unternommener Maßnahmen; durchgeführte Information ↑/ Beratung ↑/Anleitung ↑ und deren Resultat; vgl. Bewegungsplan ↑; Bewegungsübungen ↑; Hilfsmittel ↑, Prophylaxe ↑

Bettruhe: Beginn; Ende; ggf. Unterbrechungen mit Grund und Dauer; unternommene Prophylaxen ↑; durchgeführte Information ↑/Beratung ↑/Anleitung ↑ und deren Resultat; emotionales Verhalten ↑; vgl. Bewegungsplan ↑

Bewegung, pathologische: betroffener Körperteil; Beschreibung der Bewegung, z. B. hinkend, innenrotiert; sofern bekannt: Ursache; Begleiterscheinungen und Auswirkungen auf den Alltag; ggf. Zeitpunkt und Name des informierten Arztes

Bewegungsarmut: eingenommene Position; Dauer des Verharrens in der Position; Tätigkeit während des Verharrens; sofern bekannt: Ursache; ggf. emotionales Verhalten ↑

Bewegungsdrang, erhöhter: Dauer des Bewegungsdrangs; ggf. angestrebtes Ziel; ggf. emotionales Verhalten ↑; ggf. Beschreibung der Wegstrecke; ggf. Art und Resultat unternommener Maßnahmen

Bewegungseinschränkung: betroffener Körperteil; Beschreibung der nicht möglichen Bewegung; sofern bekannt: Ursache; Begleiterscheinungen und Auswirkungen auf den Alltag; ggf. Zeitpunkt und Name der informierten Ärztin

Bewegungsplan: Bewegungsressourcen; Bewegungseinschränkung ↑; Vorlieben und Abneigungen der pflegebedürftigen Person bezüglich der Bewegung; Mikrobewegungen pro Stunde (Hochrechnung z. B. aus 15 Minuten); Art, Dauer und Toleranz eingesetzter Hilfsmittel ↑; Art, Toleranz und Dauer/Anzahl durchgeführter Bewegungsmaßnahmen; Art, Dauer und Toleranz von Positionierungen; Bewegungsintervall; ggf. Ausschluss bestimmter Positionen und Begründung; beobachteter Hautzustand ↑. **Hinweis:** Wie der Begriff „Plan" schon verdeutlicht, gehört der Bewegungsplan zur Pflege- bzw. Maßnahmenplanung. Die vorgenannten Stichworte zur Dokumentation gelten daher vor allem dann, wenn neue Wahrnehmungen gemacht werden, z. B. bei vermehrten Mikrobewegungen, oder wenn vom Bewegungsplan abgewichen wird, z. B. was die Dauer bestimmter Positionierungen angeht, oder wenn die betroffene Person sich zum Thema Bewegung und Bewegungsplan äußert und z. B. eine Position zwischenzeitlich nicht oder weniger toleriert.

Bewegungsübungen: Art und Dauer/Anzahl Wiederholungen der Übungen; Reaktionen; ggf. neu entdeckte Ressourcen oder Einschränkungen; durchgeführte Information↑/Beratung↑/Anleitung↑ und deren Resultat

Beweislastumkehr: vgl. Einleitung S. 8

Bewusstlosigkeit: vorangegangene Situation; Art und Ergebnis der Bewusstseinsprüfung; ggf. weitere Symptome; Art und Resultat unternommener Maßnahmen; Zeitpunkt und Name des informierten Arztes

Bewusstseinsstörung: vgl. Desorientierung↑

Beziehungsgestaltung, Demenz: vgl. Demenz, Beziehungsgestaltung↑

Bezugsperson: Zu dokumentieren, wer die primäre Bezugsperson eines zu pflegenden Menschen ist, kann aus verschiedenen Gründen notwendig sein. Handelt es sich um ein pflegebedürftiges Kind, so hat gegebenenfalls nur ein Elternteil (oder eine ganz andere Person) das Sorgerecht für das Kind. In diesem Fall ist sie in allen Fragen, die das Kind betreffen und über die es noch nicht allein entscheiden kann bzw. darf, Ansprechpartner. Dieser Umstand sollte allen Personen im Team bekannt sein, gegebenenfalls gibt es eine einrichtungsinterne Regelung, wer die Information zur Bezugsperson erfragt und dokumentiert.

Auch wenn es sich um eine erwachsene zu pflegende Person handelt, kann es sinnvoll sein, die Bezugsperson zu erfragen. Dies gilt z. B. für Menschen, die einen rechtlichen Betreuer↑ haben, oder für deren pflegerische Versorgung Angehörige anzuleiten, zu informieren oder zu beraten sind.

Bilanzierung: Art und Menge aufgenommener Flüssigkeiten, flüssigkeitsreicher Lebensmittel, Ausscheidungen, insbesondere Urin, Flüssigkeit aus Drainagen↑, ggf. Erbrochenes oder sehr wässriger Stuhl↑

Bindehautentzündung: vgl. Konjunktivitis↑, Entzündung↑

Bindungsverhalten: vgl. Bonding, postpartales↑; Interaktion↑; Verhalten↑ der Personen zueinander

Bissverletzung: Verursacher; vorangehende Situation; Lokalisation; konkrete Beschreibung der Verletzung, z. B. fehlendes Gewebe, Anzahl Zahnabdrücke, Durchmesser; Austritt von Blut; ggf. Verunreinigungen; Art und Resultat unternommener Maßnahmen; Zeitpunkt und Name der informierten Ärztin. **Hinweis:** Erstellt der Arzt die primäre Anamnese zur Bissverletzung, dokumentiert er die oben genannten Informationen. Eine Doppeldokumentation durch die Pflegenden ist weder notwendig noch sinnvoll. Den Pflegenden obliegt es, den Verlauf der Wundheilung nach jeder Wundversorgung ↑ zu dokumentieren, sofern sie diese ohne Ärztin durchführen, ansonsten dokumentiert die Ärztin die Wundversorgung. Vgl. Wunde ↑

Blähungen: Dauer; ggf. Begleiterscheinungen

Blase: vgl. Effloreszenzen ↑

Blasenentzündung: vgl. Zystitis ↑, Entzündung ↑

Blasenkatheter, Anlage: ml-Menge, mit der der Katheter geblockt wurde; Ch-Größe des Katheters; ggf. Komplikationen und Art sowie Resultat unternommener Maßnahmen; ggf. Beschreibung des Urins ↑

Blasenkatheter, Entfernung: ggf. Grund; ggf. Komplikationen, z. B. Blutung ↑, Schmerzen ↑; erste Miktion ↑ nach Entfernung; ggf. Zeitpunkt und Name des informierten Arztes

Blasenkatheter, liegender: Bilanzierung ↑; Körpertemperatur; ggf. Schmerzen ↑; ggf. Entzündungszeichen ↑; Wechsels des Auffangsystems

Blasenkatheter, suprapubischer: Bilanzierung ↑; ggf. Entzündungszeichen; Hautzustand ↑ an der Eintrittsstelle; ggf. Wundversorgung ↑

Blasenspülung: vgl. Spülung ↑

Blasentraining: Zeitpunkte der Blasenentleerung; Urinmenge; Trinkverhalten ↑; Vorhandensein von Harndrang; ggf. Schmerzen ↑; ggf. unfreiwilliger Harnabgang: wenige Tropfen, feuchte Unterhose, massiver Harnabgang

Blässe: vgl. Hautfarbe ↑

Blickkontakt: Situation; ggf. vorangehender Reiz, z. B. Ansprache der zu pflegenden Person; Dauer; ggf. begleitende Gestik ↑, Mimik ↑

Blindheit: benutzte Hilfsmittel ↑; Tätigkeiten mit Hilfebedarf ↑, einschließlich Art des Hilfebedarfs

Blutdruckmessung: Ergebnis; vorhergehende Situation; ggf. Art und Resultat unternommener Maßnahmen; ggf. Äußerungen ↑ zum Wohlbefinden

Blutentnahme: Zugangsweg, z. B. kapilläre Entnahme, über liegende Venenverweilkanüle; ggf. vorangegangene Situation, z. B. Mahlzeit; ggf. sofort ermitteltes Ergebnis; weiteres Verfahren mit der Blutprobe; ggf. Komplikation ↑

Bluterguss: vgl. Hämatom ↑

Blutgasanalyse: vgl. Blutentnahme ↑

Blutschwamm: vgl. Hämangiom ↑

Blutung: Ursache; Lokalisation; Beschreibung der Blutmenge, z. B. Größe des Flecks; Art und Resultat unternommener Maßnahmen; ggf. ermittelte Vitalzeichen ↑; ggf. Begleiterscheinungen; ggf. Zeitpunkt und Name der informierten Ärztin; vgl. Verletzung ↑, Wunde ↑

Blutzucker: vgl. Blutentnahme ↑, Hyperglykämie ↑, Hypoglykämie ↑

Body-Mass-Index (BMI): Gewicht ↑; Körperlänge; ggf. Besonderheiten, z. B. Längenermittlung im Liegen; errechneter BMI; durchgeführte Information ↑/Beratung ↑ und deren Resultat

Bonding, postpartales: Art und Dauer unternommener Maßnahmen zur Bindungsförderung; Reaktionen von Mutter/Vater und Neugeborenem; ggf. getroffene Absprachen ↑, z. B. zum Rooming-in; durchgeführte Information ↑/Beratung ↑/Anleitung ↑ und deren Resultat

Bradykardie: vgl. Pulsmessung ↑

Bradypnoe: vgl. Atemprobleme ↑, Atmung ↑

Brandverletzung: vgl. Verbrennung ↑

Breikost, Einführung: vgl. Beikost ↑

Brille: vgl. Hilfsmittel ↑

Brustdrüsenschwellung, Neugeborenes: betroffene Seite(n); Größe der Schwellung; Hautzustand ↑; Austritt von sogenannter Hexenmilch; ggf. Schmerz ↑; Art und Resultat unternommener Maßnahmen; durchgeführte Information ↑/Beratung ↑/Anleitung ↑ und deren Resultat

Brustdrüsenschwellung, Wöchnerin: ggf. Schmerzen ↑; Hautfarbe ↑; ggf. Art und Resultat unternommener Maßnahmen; durchgeführte Information ↑/Beratung ↑/Anleitung ↑ und deren Resultat; vgl. Milcheinschuss ↑, Stillen ↑

C

Candida-Mykose: vgl. Mykose ↑

Caput succedaneum: Lokalisation; Form; Ausmaß/Größe; Konsistenz; ggf. verursachte Schmerzen ↑; Verlauf der Rückbildung

Cerumen: vgl. Zerumen ↑

Clipping: vgl. Rasur ↑

Compliance, fehlende: Art der vorgesehenen Maßnahme; ggf. Grad der (Nicht-)Einhaltung; ggf. angegebene Gründe für die Nichteinhaltung; durchgeführte Information ↑/Beratung ↑/Anleitung ↑ und deren Resultat; ggf. Art und Resultat unternommener Maßnahmen; ggf. Zeitpunkt und Name des informierten Arztes

CTG: vgl. Kardiotokografie ↑

Cuffdruck: ermittelter Wert; ggf. Art und Resultat unternommener Maßnahmen

D

Dammnaht: vgl. Naht ↑

Dampfbad: Dauer; ggf. verwandte Zusätze; Reaktion

Darmeinlauf: vgl. Abführmaßnahme ↑

Darmperistaltik: vgl. Peristaltik ↑

Darmrohr: Abgehen von Winden und/oder Stuhl; ggf. Beschreibung des Stuhls ↑; ggf. Komplikationen und Reaktion darauf; ggf. Entnahme einer Stuhlprobe; vgl. Probenentnahme ↑

Darmstoma: vgl. Anus praeternaturalis ↑

Darmtraining: Toilettengänge; ggf. Vorhandensein von Stuhldrang; Hilfebedarf ↑; ggf. Menge des Einkotens; ggf. Auffälligkeiten, z. B. Schmerzen ↑, Hautzustand ↑; durchgeführte Information ↑/Beratung ↑/Anleitung ↑ und deren Resultat; vgl. Inkontinenz ↑, Stuhl ↑, Stuhlgang ↑

Dauer: Die Dauer einer Maßnahme oder Wahrnehmung ↑ zu dokumentieren, ist aus verschiedenen Perspektiven sinnvoll.
Einige Maßnahmen benötigen eine bestimmte Dauer, um zu wirken. Bei Wahrnehmungen kann entscheidend sein, wie lange sie aufgetreten sind. Es ist also wichtig, sich auch im Nachhinein noch ein Bild über die Dauer der Maßnahme bzw. Wahrnehmung machen zu können. Gerade wenn es um Zustände geht, welche die zu pflegende Person gefährden, z. B. Atemnot ↑, oder wenn die pflegebedürftige Person Verhaltensweisen zeigt, die ggf. andere gefährden, z. B. aggressives Verhalten ↑, hilft die Angabe der Dauer, sich auch später noch ein konkretes Bild von der Situation machen zu können.

Dauerkatheter: vgl. Blasenkatheter ↑

Daumenlutschen, Entwöhnung: mit den Eltern vereinbarte Maßnahmen, z. B. verbale Hinweise, Belohnungen ↑; durchgeführte Information ↑/Beratung ↑/Anleitung ↑ des Kindes bzw. der Eltern und deren Resultat; durchgeführte Maßnahmen; Situationen des Daumenlutschens; ggf. vereinbarte Ausnahmen

Debridement: vgl. Wundversorgung ↑

Defäkationsstörung: Art der Störung, z. B. Schmerzen ↑, Stuhlverhalt ↑; Situationen bzw. Zusammenhänge, in denen das Problem auftritt; Art und Resultat unternommener Maßnahmen; ggf. Zeitpunkt und Name der informierten Ärztin; vgl. Inkontinenz ↑

Defibrillation: Geschieht die Defibrillation unter Leitung eines Arztes, dokumentiert dieser die

Maßnahme. Ansonsten dokumentiert die Pflegefachperson nach der Durchführung: Auffindesituation bzw. Begründung für die Defibrillation ↑; genauer Zeitpunkt; Anzeige des Geräts; weitere unternommene Maßnahmen; Reaktion der zu pflegenden Person; ggf. Anzahl der Wiederholungen; Zeitpunkt und Name der informierten Ärztin; vgl. Reanimation ↑

Dehnlagerung: Art und Dauer der Position; Reaktionen der pflegebedürftigen Person; ggf. Beschreibung des Sekrets ↑; durchgeführte Information ↑/Beratung ↑/Anleitung ↑ und deren Resultat; Maßnahme nach der Dehnlagerung; vgl. Positionierung ↑

Dehydratation: vgl. Bilanzierung ↑, Dehydratationsprophylaxe ↑, Hautzustand ↑, Trinkverhalten ↑

Dehydratation, terminale: Menge der aufgenommenen Flüssigkeit; angebotene Flüssigkeit und Reaktion des sterbenden Menschen darauf; durchgeführte Information ↑/Beratung ↑/Anleitung ↑ der Angehörigen und Resultat

Dehydratationsprophylaxe: Art und Resultat unternommener Maßnahmen; durchgeführte Information ↑/Beratung ↑/Anleitung ↑/Motivation ↑ und deren Resultat; vgl. Bilanzierung ↑, Trinkverhalten ↑, Prophylaxe ↑

Dekanülierung (Tracheostoma): Ursache (sofern bekannt); Art und Resultat unternommener Maßnahmen; Vitalzeichen ↑; Zeitpunkt und Name des informierten Arztes; durchgeführte Information ↑/Beratung ↑/Anleitung ↑ und deren Resultat

Dekubitus: Dekubituskategorie; Lokalisation; Beschreibung der Wunde ↑; unternommene Positionierungsmaßnahmen; Art der Wundversorgung ↑; individuelles Krankheitsverständnis; Körperbildstörung; ggf. Angst ↑; durchgeführte Information ↑/Beratung ↑/Anleitung ↑ und deren Resultat; ggf. Zeitpunkt und Name der informierten Ärztin [10]; vgl. Risikomatrix ↑

Dekubitusmatratze: vgl. Wechseldruckmatratze ↑

Dekubitusprophylaxe: Art und Resultat unternommener Maßnahmen (Bewegungsunterstützung, Positionierung ↑ mit Dauer ↑, Hilfsmittelanwendung); ggf. geäußerte Vorlieben zu Maßnahmen oder Äußerungen zu Beschwerden, z. B. Schmerz ↑; ggf. Ablehnung ↑ von Maßnahmen; durchgeführte Information ↑/Beratung ↑/Anleitung ↑ und deren Resultat; vgl. Hautzustand ↑, Hilfsmittel ↑, Risikomatrix ↑, Prophylaxe ↑, [8]

Delir: vorausgegangene Situation; Wahrnehmungsstörung ↑; Verhalten; Schlafverhalten ↑; Motorik;

Äußerungen; Desorientierung ↑; Art und Resultat unternommener Maßnahmen; Zeitpunkt und Name des informierten Arztes

Demenz, Beziehungsgestaltung: Hilfebedarf ↑, ggf. konkrete Situationen, Bedingungen; Art und Resultat unternommener Maßnahmen; Vorlieben und Ressourcen ↑ des zu pflegenden Menschen bei der Beziehungsgestaltung; ggf. Stressanzeichen

Denkstörung: Situation des ersten Auftretens; konkrete Äußerungen ↑; ggf. Zeitpunkt und Name der informierten Ärztin; vgl. Wahn ↑

Deprivation: vgl. Vernachlässigung ↑

Dermatitis: vgl. Entzündung ↑

Descensus uteri: vgl. Uterusprolaps ↑

Desinfektion: desinfizierter Körperbereich; verwendetes Desinfektionsmittel; ggf. Anzahl der Wiederholungen

Desorientierung: Situation des ersten Auftretens; vorangegangene Situation; Art der Einschränkung: örtlich, zeitlich, situativ, die eigene Person betreffend; Verhalten ↑; Art und Ergebnis der Bewusstseinsbeurteilung; Art und Resultat unternommener Maßnahmen; ggf. Zeitpunkt und Name des informierten Arztes

> **Diagnose, medizinische:** Eine medizinische Diagnose zu dokumentieren, ist Aufgabe der Ärztin. Dennoch finden sich in diesem Buch einige medizinische Diagnosen als Stichworte, z. B. Diarrhö, Ekzem. Grund dafür ist, dass sich Pflegende im Berufsalltag mit medizinischen Diagnosen auseinandersetzen und mit den entsprechenden Begriffen im Berufsalltag umgehen. Gleichwohl dokumentiert eine Pflegefachperson z. B. bei einer neu entdeckten Mykose nicht „Mykose" oder „Pilzinfektion", sondern sie dokumentiert, was sie wo wahrgenommen hat, z. B. Lokalisation, Größe, Farbe, und welche Maßnahmen sie unternommen hat.

Diarrhö: Stuhlfrequenz; Beschreibung des Stuhls ↑; ggf. Begleitsymptome; Art und Resultat unternommener Maßnahmen; Menge und Art aufgenommener Nahrung und Getränke; ggf. Zeitpunkt und Name des informierten Arztes

Diät: eingenommene Mahlzeiten; ggf. Besonderheiten im Zusammenhang mit Mahlzeiten. **Hinweis:** Die Diät einer neu aufgenommenen Person wird in der Regel zunächst weitergeführt und bei Unsicherheit mit der Ärztin besprochen. Bestimmt diese eine Änderung oder ordnet sie erstmalig eine Diät an, ist diese Anordnung von ihr zu dokumentieren. Grundsätzlich „erlaubte" bzw.

„verbotene" Lebensmittel oder Nahrungsbestandteile, einzuhaltene Grenzwerte, z. B. Kalorien/Tag oder Menge eines bestimmten Nahrungsbestandteils, sollten in der Anamnese vermerkt sein – je nach Art der Einrichtung in der medizinischen oder pflegerischen Anamnese. Vgl. Ernährung ↑, Kostform ↑

Differenziertes Assessment: vgl. Assessment ↑

Distanzlosigkeit: konkret gezeigtes Verhalten ↑ mit Situation und involvierten Personen; Reaktion der betroffenen Person und der pflegebedürftigen Person; ggf. Art und Resultat unternommener Maßnahmen; ggf. getroffene Absprachen ↑; durchgeführte Information ↑/Beratung ↑/Anleitung ↑ und deren Resultat

Diurese: vgl. Kontinenz ↑, Kontinenzförderung ↑, Miktion ↑, Miktionsstörung ↑

Drainage: Lageprüfung und Funktion; System-/Verbandwechsel; Aussehen und Menge der ablaufenden Flüssigkeit; ggf. Sogstärke/Leistung; ggf. Art und Resultat unternommener Maßnahmen; je nach Art des Drainagesystems ggf. weitere Angaben

Drainagelagerung: Atemsituation vor der Positionierung; Art und Dauer der Position; Reaktion auf die Position; Beschreibung des Sekrets ↑; durchgeführte Information ↑/Beratung ↑/Anleitung ↑ und deren Resultat; Maßnahme nach der Drainagelagerung ↑; vgl. Positionierung ↑

Dranginkontinenz: vgl. Inkontinenz, Harn ↑

Drogenkonsum: vgl. Suchtmittelmissbrauch ↑

Druckstelle: Lokalisation; Größe; Farbe; vermutete Ursache; ggf. Begleitsymptome, z. B. Schmerzen ↑; durchgeführte Information ↑/Beratung ↑/Anleitung ↑ und deren Resultat; vgl. Dekubitus ↑

Druckverband: vgl. Verband ↑

Durchfall: vgl. Diarrhö ↑

Durchführungsnachweis: Der Durchführungsnachweis dient dazu, durchgeführte Maßnahmen schnell und zeitsparend zu dokumentieren. Er kann genutzt werden, wenn die Durchführung einer Maßnahme innerhalb der Einrichtung oder Einheit standardisiert ist. Wichtig dabei ist, dass alle Pflegenden den Standard kennen, ihn anwenden und somit erklären können, wie der Ablauf nach Standard lautet. Vgl. Immerso-Regel ↑
Werden bei der Durchführung einer Maßnahme Besonderheiten beobachtet oder findet die Durchführung anders als im Standard festgelegt statt, ist dies im Pflegebericht ↑ zu dokumentieren.
Innerhalb einer Einheit/Einrichtung standardisierte Maßnahmen, z. B.

die morgendliche Körperpflege, können als Komplettmaßnahme dokumentiert werden. Eine Aufteilung in Teilschritte, z. B. Gesichtspflege ↑, Mundpflege ↑, Intimpflege ↑, ist weder sinnvoll noch notwendig – es sei denn es kommt zu den oben genannten Abweichungen.

Im Rahmen des Projekts zur Effizienzsteigerung in der Langzeitpflege wurde festgestellt, dass im stationären Bereich „aus sozialrechtlicher Sicht bei Routinemaßnahmen der Grundpflege, deren Durchführung einmal in Form einer übergeordneten Leistungsbeschreibung schriftlich niedergelegt ist, Einzelleistungen nicht zu dokumentieren sind". In der ambulanten Pflege sind diese Nachweise für die Abrechnung erforderlich [2].

Der Medizinische Dienst des Spitzenverbandes Bund der Krankenkassen konkretisiert, wo ein Einzelleistungsnachweis erwartet wird. In der ambulanten Pflege ist dies der Fall bei:

- erbrachten Maßnahmen (für Abrechnungszwecke)
- Behandlungspflege, Positionierungs- und Bewegungsprotokollen bei Dekubitusrisiko,
- „individuell festgelegten Maßnahmen im Rahmen des Risikomanagements (z. B. Trink- und Ernährungsprotokolle)"
- zusätzlichen Betreuungs- und Entlastungsleistungen

In der stationären Pflege nach SGB XI werden Einzelleistungsnachweise erwartet bei

- Behandlungspflege
- Positionierungs- und Bewegungsprotokollen bei Dekubitusrisiko
- „individuell festgelegten Maßnahmen im Rahmen des Risikomanagements (z. B. Trink- und Ernährungsprotokolle)"
- zusätzlicher Betreuung und Aktivierung [14].

Durchschlafstörung: Schilderungen der zu pflegenden Person, z. B. erstes Auftreten, Dauer des schlaflosen Zeitraums, Uhrzeit des Erwachens, ggf. Vermutung ↑ der Ursache; Art und Resultat durchgeführter (Präventiv-)Maßnahmen; durchgeführte Information ↑/Beratung ↑/Anleitung ↑ und deren Resultat; ggf. Zeitpunkt und Name des informierten Arztes

Durst: vgl. Trinkverhalten ↑

Dysarthrie: vorangegangene Situation; Ausmaß, z. B. sind die Worte noch zu verstehen oder gänzlich verwaschen; ggf. weitere Symptome; Zeitpunkt und Name der informierten Ärztin; im weiteren Verlauf: Art und Weise, wie sich die pflegebedürftige Person verständigen kann

Dyspnoe: vgl. Atemprobleme ↑

Dysregulation, orthostatische: Beschreibung der Situation; Verhalten ↑; ggf. Folgen, z. B. Sturz ↑, Verletzung ↑; Art und Resultat unternommener Maßnahmen ↑; Blutdruck ↑; Zeitpunkt und Name des informierten Arztes; durchgeführte Information ↑/Beratung ↑/Anleitung ↑ und deren Resultat

E

Echokardiografie: vgl. EKG ↑

Effloreszenzen: Lokalisation; Farbe; Größe/Durchmesser; Form; ggf. Erhöhung im Vergleich zum Hautniveau; ggf. Füllung und/oder Auflagerung und deren Aussehen (Farbe, trocken/feucht/nass, trüb oder klar); Hautzustand ↑ der Umgebung; ggf. Begleitsymptome; ggf. Art und Resultat unternommener Maßnahmen ↑; ggf. Zeitpunkt und Name der informierten Ärztin; vgl. Enanthem ↑, Exanthem ↑

Einfuhr: vgl. Bilanzierung ↑

Einkoten: vgl. Enkopresis ↑

Einlauf: vgl. Abführmaßnahme ↑

Einmalkatheter: vgl. Blasenkatheter ↑

Einnässen: vgl. Enuresis ↑

Einreibung: eingeriebener Körperbereich; verwendetes Mittel; Reaktion des zu pflegenden Menschen; ggf. anschließende Versorgung

Einsamkeit: Äußerungen ↑; Gestik ↑; Mimik ↑; Stimmung ↑; Verhalten ↑; ggf. getroffene Absprachen ↑; ggf. Art und Resultat unternommener Maßnahmen ↑

Einschlafstörung: Schilderungen, z. B. erstes Auftreten, geschätzte Dauer vom Wunsch einzuschlafen bis zum tatsächlichen Einschlafen; ggf. Vermutung ↑ der Ursache; Art und Resultat durchgeführter (Präventiv-)Maßnahmen bzw. Gespräche; durchgeführte Information ↑/Beratung ↑/Anleitung ↑ und deren Resultat; ggf. Zeitpunkt und Name des informierten Arztes; vgl. Schlafposition und -umgebung ↑, Gewohnheiten ↑

Einsicht, psychische Erkrankung: vgl. Krankheitseinsicht ↑

Einsichtsrecht: Laut Regelung im Bürgerlichen Gesetzbuch (§ 630 g BGB) hat die pflegebedürftige Person ein Recht darauf, auf ihr Verlangen hin unverzüglich Einsicht zu nehmen in die über sie geführte Dokumentation. Eine Ausnahme besteht nur dann, wenn die Einsichtnahme die Therapie gefährden oder Rechte Dritter verletzen würde. Fordert die pflegebedürftige Person Kopien der über sie geführten Unterlagen, so hat sie die dabei entstehenden Kosten selbst zu tragen.

Einstellung, gesundheits-/krankheitsbedingte: Äußerungen ↑, Verhalten ↑

Einzelleistungsnachweis: vgl. Durchführungsnachweis ↑

Einziehungen: Lokalisation (interkostal, sternal, epigastrisch, jugulär und/oder klavikulär); allgemeine Beschreibung der Atmung ↑, Atemnot ↑ bzw. Atemprobleme ↑; Art und Resultat unternommener Maßnahmen; Zeitpunkt und Name der informierten Ärztin

Ekzem: vgl. Effloreszenzen ↑, Hautzustand ↑, Juckreiz ↑

Elektroenzephalografie: vgl. EEG ↑

Emesis: vgl. Erbrechen ↑

Emotion: vgl. Angst ↑, Gefühle ↑, Gestik ↑, Kommunikationsverhalten ↑, Körperhaltung ↑, Mimik ↑, psychische Situation ↑, Stimmung ↑, Verhalten ↑; **Hinweis:** Emotionen setzen sich aus Gefühlen, Denken und Handeln zusammen.

Enanthem: Lokalisation; Farbe; Größe; Ausbreitung; Form; ggf. Art und Resultat unternommener Maßnahmen; ggf. Zeitpunkt und Name des informierten Arztes; vgl. Effloreszenzen ↑

Enkopresis: vgl. Inkontinenz ↑, Stuhl ↑

Enterale Ernährung: Art und Menge der verabreichten Nahrung; Verträglichkeit; vgl. Magensonde ↑, PEG-Sonde ↑. **Hinweis:** Gerade bei einer längerfristigen enteralen Ernährung ist es sinnvoll, ein Ernährungsprotokoll zu führen und im Pflegebericht ausschließlich Besonderheiten, z. B. ausgelassene Mahlzeiten oder die Verträglichkeit von Nahrungsmitteln, zu dokumentieren.

Enteritis: Beschreibung des Stuhls ↑ und Stuhlgangs ↑; ggf. Art und Resultat unternommener Maßnahmen; ggf. Zeitpunkt und Name der informierten Ärztin

Enthaarung: vgl. Rasur ↑

Entlassung: Information der weiterversorgenden Einrichtung über Pflegebedarf ↑ und Pflegeprobleme ↑; Absprachen ↑ mit der weiterversorgenden Einrichtung, z. B. Schulungsbedarf; ausgehändigte Unterlagen, z. B. Rezept, Pflegeüberleitungsbericht (Kopie in der Akte behalten); Absprachen mit der weiterversorgenden Einrichtung 48–72 Stunden nach Entlassung [8].

Entwicklung, des Kindes: Die Pflegenden verbringen in einer Einrichtung des Gesundheitswesens in der Regel mehr Zeit mit einem Kind als andere Berufsgruppen. Für die interdisziplinäre Beurteilung des Entwicklungsstandes ist entscheidend, dass die Pflegenden dokumentieren, welche Fähigkeiten ein Kind im Alltag zeigt. Ebenso ist es wichtig, zu dokumentieren, welche

Fähigkeiten, die man bei einer „normalen" Entwicklung (unter Berücksichtigung von Entwicklungskorridoren) von dem Kind erwarten würde, noch nicht beherrscht werden. Da die Entwicklung eines Kindes aus vielen verschiedenen Perspektiven betrachtet werden kann, macht es Sinn, entweder einen umfassenden Blick auf die körperliche, geistige und emotionale Entwicklung des Kindes zu dokumentieren oder – in interdisziplinärer Absprache – bestimmte Bereiche, z. B. die Sprache oder die Feinmotorik, intensiver zu dokumentieren. In beiden Fällen sollte die Situation, in der das Kind eine Fähigkeit zeigt bzw. nicht zeigt, gut nachvollziehbar sein. Aus diesem Grund beschreiben die Pflegenden bei Bedarf die Zeit, zu der die Beobachtung ↑ gemacht wurde; die Situation; ggf. beteiligte Personen; die Aufgabe, z. B. ein Spiel, bei dem das Kind beobachtet wurde; das Vorgehen bzw. Verhalten ↑ des Kindes, ggf. auch vermeidende Verhaltensweisen und das Resultat. Äußerungen ↑, das Verhalten ggf. anwesender anderer Personen, z. B. die Motivation ↑ durch die Mutter, sowie ggf. auch Störeinflüsse sollten ebenfalls dokumentiert werden. Wird die Entwicklung anhand eines bestimmten Instruments beurteilt, sollte der Name und ggf. die Version des Instruments dokumentiert werden.

Entzug: Ergebnis der Eingangskontrolle bezüglich mitgebrachter Substanzen; Zustimmung des Patienten und Zeugen bei Substanzvernichtung; Ergebnis von Beobachtungskontrollen; Art und Dauer körperlicher und/oder psychischer Entzugssymptome; Äußerungen ↑, z. B. zur Entzugsmotivation; ggf. getroffene Absprachen ↑; Art und Ergebnis durchgeführter (Kontroll-)Maßnahmen; durchgeführte Information ↑/Beratung ↑/Anleitung ↑ und deren Resultat; Teilnahme an pflegetherapeutischen Angeboten; Art und Dauer von Aktivitäten/Beschäftigung

Entzündung: Lokalisation; Größe; Form; vorhandene Entzündungszeichen; ggf. weitere Besonderheiten, z. B. vorhandener Eiter; Art und Resultat unternommener Maßnahmen; ggf. Zeitpunkt und Name des informierten Arztes

Enuresis: Menge/Ausmaß; ggf. Ursache/Situation und Einhergehen mit Enkopresis ↑; Art und Resultat unternommener Maßnahmen; durchgeführte Information ↑/Beratung ↑/Anleitung ↑ und deren Resultat

Epileptischer Anfall: Dauer; Situation, in der der Anfall aufgetreten ist; Art des Anfalls (generalisiert bzw. betroffener Körperbereich, tonisch, klonisch); ggf. angewandte Schutzmaßnahmen; ggf. entstandene Verletzungen ↑; Atmung ↑;

Allgemeinzustand ↑, Verhalten ↑ und ggf. Bewusstseinsstörung ↑ nach dem Anfall; Vitalzeichen ↑; ggf. Art, Dauer und Resultat weiterer Maßnahmen, z. B. Arzneimitteleinnahme ↑; Zeitpunkt und Name der informierten Ärztin; vgl. Myoklonie ↑, Nystagmus ↑

Epistaxis: Dauer; Ausmaß, z. B. leichtes Tröpfeln oder fließendes Blut; sofern bekannt: Menge; Art und Resultat unternommener Maßnahmen; Vitalzeichen ↑; ggf. Zeitpunkt und Name des informierten Arztes

Erbrechen: Art des Erbrochenen, z. B. Speisen, Blut, Gallenflüssigkeit; geschätzte Menge; Art und Resultat unternommener Maßnahmen; ggf. Zeitpunkt und Name der informierten Ärztin

Ereignis: Unter einem Ereignis wird eine besondere Situation verstanden, mit der nicht gerechnet wurde. Ereignisse weichen von der Pflegeplanung ↑ bzw. Maßnahmenplanung ↑ ab. Für die interdisziplinäre Kommunikation und zur Qualitätssicherung werden Ereignisse im Pflegebericht ↑ dokumentiert. Beispiele für ein Ereignis sind das Verschlucken, während Nahrung verabreicht wird, eine Schmerzäußerung ↑ oder ein Zwischenfall ↑.

Erfrierung: Auffindesituation ↑; betroffene Körperteile oder generalisiert; Größe der betroffenen Fläche und deren Aussehen; Körpertemperatur ↑; ggf. Art und Resultat unternommener Maßnahmen; ggf. Zeitpunkt und Name des informierten Arztes

Ergebnisprüfung: vgl. Evaluation ↑

Erinnerung: Situation; Inhalt (möglichst direkt zitieren); ggf. Gefühlsäußerungen

Erinnerungslücke: Zeitraum, für den die Erinnerungslücke besteht; letzte Erinnerungen vor der Erinnerungslücke und erste Erinnerungen nach der Erinnerungslücke; Zeitpunkt und Name der informierten Ärztin; später ggf. wiederkehrende Erinnerungen

Erkältung: vgl. Fieber ↑, Husten ↑, Rhinitis ↑, Schmerzen ↑

Ernährung: Art und Menge der aufgenommenen Lebensmittel; ggf. abgelehnte Lebensmittel; Hilfebedarf ↑ bzw. Bedarf an Hilfsmitteln ↑; ggf. Besonderheiten bei der Mahlzeitgestaltung; Kauverhalten, z. B. Schlingen, Stopfen; durchgeführte Information ↑/Beratung ↑/Anleitung ↑ und deren Resultat; ggf. getroffene Absprachen ↑ für weitere Mahlzeiten; Trinkverhalten ↑; Nahrungsmittelverträglichkeit ↑. **Hinweis:** Grundsätzlich bestehender Bedarf an Unterstützung oder Hilfsmitteln sollte ebenso wie grundsätzliche Besonderheiten der Ernährung, z. B. bei Nahrungsmittelallergien oder bestimmten Diäten, in der Pflege- bzw. Maßnahmenplanung dokumentiert sein.

Ernährungszustand: Body-Mass-Index ↑; Hautturgor ↑; Passgenauigkeit der Kleidung, z. B. sehr eng oder erheblich zu weit; bei Kindern: Bestimmung der Perzentile

Erosion: vgl. Effloreszenzen ↑

Erschöpfung: Äußerungen ↑; Gestik ↑; Mimik ↑; Stimmung ↑; Verhalten ↑; ggf. getroffene Absprachen ↑; Art und Resultat unternommener Maßnahmen

Erstgespräch: Unabhängig davon, nach welcher Systematik eine Pflegeeinrichtung ihre Pflegedokumentation ↑ ausrichtet, findet stets ein Erstgespräch statt, in dem der Pflege- und Hilfebedarf der zu pflegenden Person besprochen wird. Im Sinne einer patienten- bzw. bewohnerorientierten Pflege macht es hier Sinn, die Sichtweise der pflegebedürftigen Person in den Mittelpunkt zu stellen. Dokumentiert werden die Erkenntnisse des Erstgesprächs im Anamnesebogen bzw. in der Strukturierten Informationssammlung ↑. Insbesondere in der Strukturierten Informationssammlung wird großer Wert darauf gelegt, Aussagen und Wünsche der pflegebedürftigen Person bzw. ihrer Angehörigen/Betreuerin im Originalton und ungefiltert zu dokumentieren, bevor der sogenannte fachliche Filter der Pflegefachperson angewandt und zusätzlich dokumentiert wird.

Erstversorgung, Neugeborenes: unternommene Maßnahmen und Reaktion des Neugeborenen ↑; durchgeführte Untersuchungen ↑ und Ergebnisse; Reifezeichen ↑; weitere Maßnahmen, z. B. Stillanleitung der Mutter

Essen anreichen: vgl. Nahrung anreichen ↑

Essverhalten: vgl. Ernährung ↑

Evaluation: Die Evaluation oder auch Ergebnisprüfung des Pflegeprozesses ↑ dient dazu, den Erfolg der Pflegeplanung ↑ bzw. Maßnahmenplanung ↑ zu prüfen. Wurde das angestrebte Pflegeziel ↑ erreicht und hat sich das Pflegeproblem ↑ verbessert bzw. ist es ganz verschwunden, wird die Pflegeplanung bzw. Maßnahmenplanung aktualisiert.
Ist das Problem nach wie vor vorhanden oder gar schlimmer geworden, ist zu überdenken, ob das Pflegeziel realistisch war und ob die richtigen Maßnahmen geplant und auch durchgeführt wurden. Anhand der Antworten auf diese Fragen ist zu entscheiden, ob die Pflegeplanung bzw. Maßnahmen-

planung wie gehabt weitergeführt werden soll oder ob sie zu aktualisieren ist. Sowohl der Überprüfungstermin als auch gegebenenfalls besprochene Anpassungen sind in der Pflegeplanung/Maßnahmenplanung zu dokumentieren. Der Pflegebericht ↑ gibt Aufschluss über die Zielerreichung.

Exanthem: Lokalisation; Farbe; ggf. Erhabenheit; Beschreibung der Oberfläche; Größe; Ausbreitungsrichtung; ggf. Art und Resultat unternommener Maßnahmen; ggf. Zeitpunkt und Name des informierten Arztes; vgl. Effloreszenzen ↑

Exsikkose: vgl. Dehydratation ↑

Exsudat: Quelle; Menge; Farbe; Trübung; Zähigkeit; Geruch; Beimengungen, z. B. Blut, Eiter; Probenentnahme ↑; vgl. Sekret ↑, Wundversorgung ↑, Verletzung ↑
Hinweis: Die Exsudatmenge kann nur subjektiv bestimmt werden. Hinweise liefern Anzahl der Verbandwechsel und der durchnässten Auflagen, Saugkraft des Materials und dessen Aufnahmevermögen [18].

Extubation: Atmung ↑; ggf. Atemnot ↑; ggf. Atemprobleme ↑; durchgeführte Information ↑/Beratung ↑/Anleitung ↑ und deren Resultat; vgl. Husten ↑, Monitorüberwachung ↑, Sauerstoffgabe ↑, Untersuchung ↑, Vitalzeichen ↑

F

Fäden ziehen: ggf. Komplikationen, z. B. Nachblutung einschließlich unternommener Maßnahmen und deren Resultat; Hautzustand ↑; anschließende Wundversorgung ↑

Fähigkeit: Art der Fähigkeit; ggf. Situation in der die Fähigkeit festgestellt wurde; ggf. getroffene Absprachen ↑

Fäkalkollektor: Anlage und Abnahme; Beschreibung des Stuhls ↑; Hautzustand ↑ der Umgebung; Hautpflege ↑; Hilfebedarf ↑; Einfluss auf die Selbstständigkeit der pflegebedürftigen Person

Fallbesprechung: Die Ergebnisse und Absprachen einer Fallbesprechung sind in der Regel zu dokumentieren. Dies kann die Pflegefachperson oder eine andere Person übernehmen. Das Protokoll sollte allen Personen ausgehändigt werden. In jedem Fall aber sollte sich in der Pflegedokumentation ↑, in den meisten Fällen am ehesten in der Pflegeplanung ↑ bzw. Maßnahmenplanung ↑, widerspiegeln, welche pflegerischen Maßnahmen und welches Vorgehen besprochen und vereinbart wurden.

Fatique: Dauer von Schlafphasen; Hilfebedarf ↑; Art, Dauer und Auswirkungen von Aktivitäten; Bedeutung für die zu pflegende Person/

empfundene Lebensqualität↑; Stimmung↑; ggf. Art und Resultat unternommener Maßnahmen; durchgeführte Information↑/Beratung↑/Anleitung↑ und deren Resultat

Fazialisparese: vgl. Lähmung↑

Feedback: Von einer pflegebedürftigen Person Feedback zur Pflege und Betreuung zu bekommen, ist leider nicht selbstverständlich. Dabei kann Feedback für beide Seiten – die zu pflegende Person und die Pflegenden – sehr hilfreich sein. Handelt es sich um allgemeines Feedback, z. B. „Sie sind freundlich", ist dieses in der Regel nicht im Pflegebericht↑ zu dokumentieren. Äußert die pflegebedürftige Person mit ihrer Rückmeldung jedoch z. B. den Wunsch, dass eine Maßnahme oder die Art, wie sie durchgeführt wird, beibehalten oder geändert werden sollte, so ist es wichtig, gegebenenfalls getroffene Absprachen↑ zu dokumentieren. Ist das Anliegen der zu pflegenden Person nicht umsetzbar, sollte eine Information↑ bzw. Beratung↑ der zu pflegenden Person stattfinden und einschließlich ihres Resultats dokumentiert werden. Die Pflegenden können aus konstruktivem Feedback lernen und daraus Konsequenzen auch für die Versorgung anderer Personen ziehen.

Fehleintrag: vgl. Einleitung S. 21

Feinmotorik, Probleme: Bewegung, die nicht mehr durchgeführt werden kann bzw. Grad der Einschränkung der Bewegung; Tätigkeiten, welche die pflegebedürftige Person nicht mehr ausführen kann; Art des Hilfebedarfs↑; ggf. Art der angewandten Hilfsmittel↑; durchgeführte Information↑/Beratung↑/Anleitung↑ und deren Resultat

Feuermal: Größe; Lokalisation; ggf. Name des informierten Arztes

Fieber: Messort; ermittelte Temperatur; ggf. Art und Resultat unternommener Maßnahmen; durchgeführte Information↑/Beratung↑/Anleitung↑ und deren Resultat; ggf. Zeitpunkt und Name der informierten Ärztin

Fieberkrampf: Dauer; Körpertemperatur und Ort der Messung; Situation, in der der Anfall aufgetreten ist; Art des Anfalls (generalisiert, ggf. betroffener Körperbereich, tonisch, klonisch); ggf. entstandene Verletzungen↑; ggf. Art und Resultat unternommener Maßnahmen; Atmung↑; Allgemeinzustand↑, Verhalten↑, Vitalzeichen↑ und ggf. Bewusstseinsstörung↑ nach dem Anfall; ggf. verabreichte Medikamente; anschließendes Verhalten↑; Zeitpunkt und Name des informierten Arztes; vgl. Myoklonie↑, Nystagmus↑

Fingernagel, auffälliger: betroffener Finger; li./re. Hand; konkrete Auffälligkeit (z. B. Farbe, Form, Belag, Einwachsung); ggf. Auffälligkeiten der umliegenden Haut; sofern bekannt: Ursache; ggf. Art und Resultat unternommener Maßnahmen

Fissur: Lokalisation; Größe; Hautzustand ↑ der umliegenden Haut; ggf. Art und Resultat unternommener Maßnahmen; ggf. Zeitpunkt und Name der informierten Ärztin

Fixateur, externer: vgl. Verband ↑

Fixierung: vgl. Freiheitsentziehende Maßnahme ↑

Flaschenmilchernährung: Name und Menge der Nahrung; ggf. Dauer der Mahlzeit; ggf. verwandter Sauger oder sonstiges Hilfsmittel; ggf. Besonderheiten, z. B. starkes Spucken nach der Mahlzeit, auffälliges Verhalten ↑ beim Trinken; ggf. Art und Resultat von im Zusammenhang mit der Nahrung unternommener Maßnahmen, z. B. besondere Fütterposition; vgl. Abstillen ↑

Fluor genitalis: vgl. Ausfluss ↑

Flüssigkeitsaufnahme: vgl. Trinkverhalten ↑

Flüssigkeitskarenz: vgl. Nahrungskarenz ↑

Foetor ex ore: vgl. Geruch ↑

Formulaernährung: vgl. Flaschenmilchernährung ↑

Fototherapie: Beginn; Dauer; verwendetes Gerät; angewandte Schutzmaßnahmen; ggf. Reaktionen der zu pflegenden Person

Fraktur: vgl. Verletzung ↑

Freiheitsentziehende Maßnahme: Einen Menschen seiner Freiheit zu berauben, also ihn daran zu hindern, sich seinem Wunsch gemäß frei zu bewegen, ist eine Straftat. Dabei kommt es nicht nur darauf an, ob sich der Mensch tatsächlich frei bewegen möchte, sondern auch, ob er es theoretisch könnte, wenn er wollte. Eine Ausnahme liegt vor, wenn die Fixierungsmaßnahme durch einen Amtsrichter genehmigt wurde oder wenn die Maßnahme auf ausdrücklichen Wunsch des Betroffenen durchgeführt wird. Die schriftliche Genehmigung des Amtsrichters ist sicher zu verwahren, um im Bedarfsfall darauf zugreifen zu können. Geschieht die freiheitsentziehende Maßnahme gegen den Wunsch der betroffenen Person, sollten der Grund dafür und die zuvor angewandten sanfteren Maßnahmen, um dem Grund zu begegnen, aus der Dokumentation hervorgehen. Geschieht die freiheitsentziehende Maßnahme auf Wunsch der betroffenen Person, z. B. weil sie Angst hat, aus dem Bett zu fallen, sollte ihre Aufklärung über Risiken der Maßnahme sowie alternative Maßnahmen dokumentiert werden. Folgende Punkte sollten bei einer freiheitsentziehenden Maßnahme dokumentiert werden: Verhalten ↑ vor der Maßnahme; zunächst unternommene sanftere/deeskalierende Maßnahmen; Begründung, weshalb diese Maßnahmen nicht ausgereicht haben; Grund für die freiheitsentziehende Maßnahme; Art der Maßnahme; Name der anordnenden Person (im Krankenhaus in der Regel Arzt); Name der Person, die die Maßnahme durchgeführt hat; genauer Zeitpunkt des Beginns und der Beendigung; (Pflege-)Maßnahmen, die während der freiheitsentziehenden Maßnahme durchgeführt wurden; Äußerungen ↑ und Verhalten der pflegebedürftigen Person während der Maßnahme; Beobachtungsparameter, z. B. Puls, Blutdruck ↑; gegebenenfalls informierte Personen, z. B. Eltern, Betreuer; Überprüfungszeitpunkte der Maßnahme; Verhalten nach der Maßnahme; gegebenenfalls getroffene Absprachen ↑; Evaluationsergebnisse. Bei der Dokumentation einer freiheitsentziehenden Maßnahme ist es besonders wichtig, dass sich auch fremde Personen im Nachhinein ein genaues Bild über die Situation vor, während und nach der freiheitsentziehenden Maßnahme machen können [3, 15].

Fremdeln: Personen, denen gegenüber die zu pflegende Person fremdelt/weniger fremdelt/nicht fremdelt; Verhalten ↑/Ausdruck des Fremdelns; ggf. Situationen mit stärkerem oder weniger starkem Fremdeln; Umgang mit dem Fremdeln; ggf. einbezogene Angehörige; ggf. durchgeführte Maßnahmen zur Reduktion des Fremdelns und deren Resultat

Fremdkörperaspiration: vgl. Aspiration ↑

Fremdkörperverletzung: Art der Verletzung ↑; sofern bekannt: Ursache; Art des Fremdkörpers; betroffener Körperbereich; Art der Verletzung; Folgen bzw. Symptome durch die Verletzung; Allgemeinzustand ↑; ggf. Vitalzeichen ↑; ggf. Bewusstseinsstörung; ggf. Art und Resultat unternommener Maßnahmen; ggf. Zeitpunkt und Name der informierten Ärztin; vgl. Unfall ↑

Fußbad: vgl. Teilbad ↑

Fußnagel, auffälliger: betroffene Zehe; li./re. Fuß; konkrete Auffälligkeit (z. B. Farbe, Form, Belag, Einwachsung); ggf. Auffälligkeiten der umliegenden Haut; sofern bekannt: Ursache; ggf. Art und Resultat unternommener Maßnahmen; ggf. Zeitpunkt und Name des informierten Podologen

Fußpflege: Umfang des Hilfebedarfs ↑; ggf. spezielle verwandte Utensilien; ggf. beobachtete Auffälligkeiten, z. B. Fußpilz, Schmerzen ↑; Art und Resultat unternommener Maßnahmen; ggf. Name des informierten Arztes und/oder Podologen; vgl. Grundpflege ↑

Fußpilz: betroffener Fuß; konkrete Stelle; Hautzustand ↑; ggf. Juckreiz ↑; ggf. Art und Resultat unternommener Maßnahmen; durchgeführte Information ↑/Beratung ↑/ Anleitung ↑ und deren Resultat

Füttersituation: vgl. Nahrung anreichen ↑

G

Gang, auffälliger: Beschreibung des Gangs, z. B. trippelnder, schwankender Gang; ggf. erhöhte Sturzgefährdung; ggf. geäußerte oder beobachtete Unsicherheit; ggf. Vermutung ↑ der Ursache; Art und Resultat unternommener Maßnahmen; ggf. Zeitpunkt und Name der informierten Ärztin

Gangrän, feuchte: vgl. Wunde ↑

Gangrän, trockene: Lokalisation; Größe; genaue Farbe; unternommene Maßnahmen zum Trockenhalten und deren Resultat; ggf. Schmerzen ↑; durchgeführte Information ↑/Beratung ↑/Anleitung ↑ und deren Resultat; bei erstmaligem Auffallen: Zeitpunkt und Name des informierten Arztes; vgl. Wundversorgung ↑

Ganzkörperbad: Dauer; ggf. verwandter Badezusatz; beobachtete Wirkung; ggf. Art und Resultat anschließender Maßnahmen

Ganzkörperwäsche: vgl. Grundpflege ↑

Gastroenteritis: vgl. Diarrhö ↑, Erbrechen ↑

Gebärmuttervorfall: vgl. Uterusprolaps ↑

Gebiss, künstliches: ggf. konkrete Beschreibung von Auffälligkeiten/ Änderungen der Passform; geäußerte Beschwerden/Probleme/ Defekte; Reinigung (sofern nicht üblicherweise im Rahmen der Grundpflege ↑, vgl. Immerso-Regel ↑); verwandtes Reinigungsmittel; ggf. Zeitpunkt und Name des informierten Zahnarztes bzw. -technikers; vgl. Zahnpflege ↑

Gebisspflege: vgl. Zahnpflege ↑

Geburtsgeschwulst: vgl. Caput succedaneum ↑

Geburtsgewicht: Gewicht mit Einheit; ggf. Besonderheiten, z. B. mitgewogene Gegenstände

Gedächtnisstörung: Beschreibung der Situation, in der die Gedächtnisstörung aufgefallen ist; Zeitraum, den die Gedächtnisstörung betrifft: Vergangenheit und/oder Gegenwart; kontinuierliches/nicht kontinuierliches Vorhandensein der Gedächtnisstörung; Inhalte, die von der Gedächtnisstörung beeinträchtigt sind, z. B. Wortfindungsstörungen, Angaben zur eigenen Person; ggf. Art und Umfang einer Gefährdung; Art und Resultat unternommener Maßnahmen; Verlauf der Gedächtnisstörung; ggf. Zeitpunkt und Name der informierten Ärztin; vgl. Desorientierung↑, Erinnerungslücke↑

Gefahr: vgl. Risikoeinschätzung↑, Risikomatrix↑, vgl. Einleitung S. 20

Gefühl: konkrete Schilderung (zitieren); ggf. geschilderte Konsequenzen; ggf. vereinbarte Maßnahmen; **Hinweis:** Gefühle sind ein Teil der Emotionen↑. Wie sich eine Person fühlt, kann sie nur selbst empfinden – und ihre Gefühle eben äußern oder auch nicht.

Gehprobleme: vgl. Gang, auffälliger↑

Gehtraining: Dauer; Art der Bewegung; Hilfebedarf↑; Resultat

Gelbfärbung: vgl. Ikterus↑

Gelenkfehlstellung: betroffenes Gelenk; Stellung der Knochen; ggf. Begleiterscheinungen, z. B. Bewegungseinschränkung↑; ggf. Art und Resultat unternommener Maßnahmen; Zeitpunkt und Name des informierten Arztes

Gelenkschmerzen: vgl. Schmerzen↑, Bewegungseinschränkung↑

Gelenksteife: betroffenes Gelenk; konkrete Beschreibung der (fehlenden) Bewegungsfähigkeit, z. B. erhaltener Bewegungsradius; ggf. weitere Symptome, z. B. Rötung, Schmerzen↑; ggf. resultierender Hilfebedarf↑; ggf. Art und Resultat unternommener Maßnahmen; ggf. Zeitpunkt und Name der informierten Ärztin

Genital, auffälliges: Situation, in der die Auffälligkeit bemerkt wurde; Art der Auffälligkeit; ggf. Beschwerden der zu pflegenden Person; ggf. Art und Resultat unternommener Maßnahmen; durchgeführte Information↑/Beratung↑/Anleitung↑ und deren Resultat; ggf. Zeitpunkt und Name des informierten Arztes

Genitalpflege: vgl. Intimpflege↑

Geruch: Art des Geruchs, z. B. acetonartig; generalisiert oder lokal; ggf. Quelle des Geruchs; ggf. getroffene Absprachen↑; ggf. Art und Resultat unternommener Maßnahmen; durchgeführte Information↑/Beratung↑/Anleitung↑ und deren Resultat

Geschlechtsorgane: vgl. Genital, auffälliges↑

Geschmacksempfinden, reduziertes/fehlendes: Situation des ersten Auftretens; konkrete Äußerungen↑ der pflegebedürftigen Person; Umfang der Einschränkung; ggf. Vermutung↑ der Ursache; Absprachen↑ bezüglich des Speiseplans; ggf. weitere Symptome; ggf. Zeitpunkt und Name der informierten Ärztin

Gesichtsausdruck: vgl. Mimik↑

Gespräch: Thema; Dauer; ggf. weitere teilnehmende Personen; ggf. getroffene Absprachen ↑; ggf. Art und Resultat unternommener Maßnahmen

Gestik, auffällige: benutzte Körperteile; Art der Bewegung; ggf. fehlende Übereinstimmung zur Mimik ↑ und/oder zu sprachlichen Äußerungen ↑

Gestik, bei Sprachproblemen: welche Bewegungen mit welchen Körperteilen bedeuten was; ggf. neu vereinbarte Gesten; ggf. Beschreibung und Bedeutung von Gesten, die eingeübt wurden/werden; Zurechtkommen der zu pflegenden Person mit den vorhandenen Gesten

Gesundheitsförderung: Art, Ziel und Resultat unternommener Maßnahmen; ggf. Häufigkeit und/oder Dauer der Maßnahme; Reaktion der zu pflegenden Person; durchgeführte Information ↑/Beratung ↑/Anleitung ↑ und deren Resultat; ggf. getroffene Absprachen ↑; vgl. Prophylaxe ↑

Gewalt: vgl. Verhalten, aggressives ↑; Verletzungen durch Aggression ↑; Zwischenfall ↑

Gewicht: ggf. während des Wiegens getragene Kleidung; Ermittlung vor/nach Darm-/Blasenentleerung; ggf. Benennung der konkreten Waage (z. B. bei Frühgeborenen und sehr kleinen Säuglingen); vgl. Geburtsgewicht ↑

Gewohnheiten: Die pflegerelevanten Gewohnheiten einer Person sollten im Rahmen der Anamnese ↑ bzw. der Strukturierten Informationssammlung ↑ erfragt werden. Aus verschiedenen Gründen, z. B. aufgrund von Aufregung, kann es jedoch sein, dass die zu pflegende Person oder ihre Angehörigen im Rahmen der Anamnese bzw. der Strukturierten Informationssammlung vergessen, bestimmte Gewohnheiten zu erwähnen. Werden diese später geäußert oder beobachtet, sollten sie unter Nennung des Ergänzungsdatums und mit Handzeichen der eintragenden Person nachgetragen werden. Je nach Art der Gewohnheit werden sie in die Anamnese bzw. die Strukturierte Informationssammlung ↑, die Pflegeplanung ↑ bzw. Maßnahmenplanung ↑ oder die Tagesstruktur ↑ aufgenommen. Bestehen Unklarheiten bezüglich der Gewohnheit, sind diese zu klären und die getroffenen Absprachen ↑ zu dokumentieren.

Gicht: vgl. Bewegungseinschränkung ↑, Entzündung ↑, Ernährung ↑, Gelenksteife ↑, Schwellung ↑

Gipsabnahme: Hautzustand ↑; Muskeltonus ↑; unternommene Reinigungs- und/oder Pflegemaßnahmen

Gipsanlage: Ergebnis der vorherigen Kontrolle des Hautzustands↑ und ggf. Zeitpunkt und Name der informierten Ärztin; Person, an die entfernter Schmuck (Art und Anzahl) ausgehändigt wurde, ggf. mit Unterschrift der annehmenden Person; unternommene Maßnahmen zur Reinigung und/oder Pflege; verwendetes Untermaterial, z. B. Wundauflage, Polsterung und dessen Lokalisation; Prüfung der Durchblutung, z. B. der Zehen bei Gips am Fuß

Gips, gefensterter: vgl. Wunde↑

Gips, liegender: Beeinträchtigungen, z. B. Schmerzen↑, Taubheitsgefühl↑; Hilfebedarf↑; Hautzustand↑ in den Bereichen, die an den Gips angrenzen bzw. im Gipsfenster; Beweglichkeit der Gelenke, die dem Gips am nächsten liegen; Tastbarkeit der Pulse, die dem Gips am nächsten liegen; Sensibilität, z. B. Temperatur, Berührung, der Regionen, die dem Gips am nächsten liegen; ggf. Wahrnehmungsstörungen↑; ggf. Art und Resultat unternommener Maßnahmen; durchgeführte Information↑/Beratung↑/Anleitung↑ und deren Resultat; ggf. Zeitpunkt und Name der informierten Ärztin

Gleichgewichtsstörung: Situation des ersten Auftretens; konkrete Beschreibung, wie sich die Gleichgewichtsstörung äußert; ggf. Folgen, z. B. Sturz↑; ggf. Art und Resultat unternommener Maßnahmen; ggf. getroffene Absprachen↑; durchgeführte Information↑/Beratung↑/Anleitung↑ und deren Resultat; ggf. Zeitpunkt und Name des informierten Arztes

Grand-Mal-Anfall: vgl. Epileptischer Anfall↑

Grippe: vgl. Fieber↑, Husten↑, Rhinitis↑, Schmerzen↑

Größe: vgl. Körpergröße↑

Grundpflege: Da die Grundpflege in der Regel täglich durchgeführt wird, ist eine gute, aber auch zeiteffiziente Dokumentation wichtig. Im Idealfall ist sich das Pflegeteam einig, welche Tätigkeiten die Grundpflege im Allgemeinen umfasst und das Vorgehen bei der Grundpflege ist in einem für das gesamte Pflegeteam gültigen Standard festgelegt. Die Kenntnisnahme des Standards sollte von allen Pflegenden schriftlich abgezeichnet sein. In diesem Fall reicht es – in der stationären Pflege – aus, die durchgeführte Grundpflege als Ganzes zu dokumentieren, also im Durchführungsnachweis↑ abzuzeichnen. Eine Dokumentation jeder einzelnen Tätigkeit, z. B. Mundpflege↑, Nasenpflege↑ usw. ist nicht notwendig.
Werden während der Grundpflege Besonderheiten festgestellt oder wird aus akuten Gründen vom Standard abgewichen, ist dies im

Pflegebericht↑ zu dokumentieren↑. Hierzu zählt z. B. das Weglassen eines laut Standard üblichen Schritts.
Gelten für eine pflegebedürftige Person Ausnahmen bei der Grundpflege, werden z. B. Teilschritte weggelassen oder zusätzliche Maßnahmen ergänzt, sind diese in der Pflegeplanung↑ bzw. Maßnahmenplanung↑ zu berücksichtigen. Vgl. Immerso-Regel↑, [20].

Gustatorische Wahrnehmung: vgl. Wahrnehmungsstörung↑

H

Haarausfall: konkret betroffene Stelle(n) mit Größe und Form; ggf. Reaktion der Haare beim Kämmen; ggf. Zeitpunkt und Name der informierten Ärztin; vgl. Emotion↑

Haarkürzung: vgl. Rasur↑

Haarpflege: Umfang des Hilfebedarfs↑; verwandte Utensilien; Art der Pflege, z. B. Haarwäsche, Kämmen; ggf. beobachtete Auffälligkeiten, z. B. Kopfläuse↑; vgl. Grundpflege↑

Halbmondlagerung: Dauer; Seite, auf welcher die zu pflegende Person liegt; Toleranz der Position; vgl. Positionierung↑

Halluzination: Dauer; betroffene Sinneswahrnehmung; konkrete Äußerungen↑; ggf. Begleiterscheinungen; Verhalten↑; ggf. Art und Resultat unternommener Maßnahmen↑; ggf. Zeitpunkt und Name des informierten Arztes

Haltung: vgl. Körperhaltung↑

Hämangiom: Größe; Lokalisation; ggf. Funktionseinschränkung, ggf. Erhabenheit über Hautniveau

Hämatemesis: vgl. Erbrechen↑

Hämatom: Lokalisation; sofern bekannt: Ursache; Größe; Farbe; ggf. Bewegungseinschränkung↑, Schmerz↑

Hämaturie: vgl. Urin↑

Hämoptoe: vgl. Husten↑

Hämorrhoiden: Anzahl der Vorwölbungen; Größe; genaue Lokalisation; Farbe; ggf. Schmerzen↑; ggf. Art und Resultat unternommener Maßnahmen; durchgeführte Information↑/Beratung↑/Anleitung↑ und deren Resultat; ggf. Zeitpunkt und Name der informierten Ärztin

Handbad: vgl. Teilbad↑

Händedesinfektion: vgl. Desinfektion↑

Handzeichen: Handzeichen dienen dazu, die dokumentierende Person schnell zu identifizieren. Der dokumentierenden Person ermöglicht das eigene Handzeichen, den Zeitaufwand der Dokumentation zu reduzieren.

Voraussetzung, um Handzeichen zu nutzen, ist eine Handzeichenliste. In diese tragen alle Mitglieder des Pflegeteams ihr Handzeichen ein, das optisch mit dem Handzeichen in der Pflegedokumentation ↑ identisch sein muss. Neben dem Handzeichen notieren die Mitarbeitenden in der Handzeichenliste – deutlich lesbar – ihren Namen und setzen ihre Unterschrift daneben. Aus der Handzeichenliste sollte hervorgehen, wann welche Mitarbeitenden ihre Tätigkeit in der jeweiligen Einrichtung aufgenommen bzw. niedergelegt haben. Jedes Teammitglied benötigt ein eigenes, individuelles Handzeichen, das aus mindestens zwei Buchstaben bestehen sollte. Auf diese Weise kann im Bedarfsfall die Dokumentation neben die Handzeichenliste gelegt und so in Erfahrung gebracht werden, welche Person dokumentiert hat. Die Handzeichenliste sollte fortlaufend mit neuen Mitarbeitenden aktualisiert, die Handzeichen früherer Mitarbeitender jedoch nicht entfernt werden – für den Fall, dass es zu archivierten Dokumenten Rückfragen gibt.

Harndrang, nächtlicher: vgl. Miktion ↑

Harninkontinenz: vgl. Inkontinenz, Harn ↑

Harnkontinenz, Förderung: vgl. Kontinenzförderung ↑

Harnverhalt: Zeitpunkt der letzten Miktion ↑; ggf. Schmerzen ↑; Trinkverhalten ↑; ggf. auch rückwirkend für die letzten Stunden dokumentieren; Art und Resultat unternommener Maßnahmen; ggf. Zeitpunkt und Name des informierten Arztes

Harnwegsinfektion: vgl. Infektion ↑, Miktion ↑, Schmerzen ↑, Urin ↑

Haushaltsführung: Ein Themenfeld der Strukturierten Informationssammlung ↑ lautet Haushaltsführung. Dokumentiert wird hier im Rahmen des Erstgesprächs z. B., ob die zu pflegende Person den eigenen Haushalt noch allein oder ggf. mit welcher Unterstützung sie ihn organisieren kann [5].

Hautdesinfektion: vgl. Desinfektion ↑

Hauteffloreszenzen: vgl. Effloreszenzen ↑

Hautfarbe: Beschreibung der Farbe; generalisiertes oder lokales Auftreten; wenn nicht generalisiert: Lokalisation, Größe; ggf. vorhergehende Situation; ggf. Art und Resultat unternommener Maßnahmen; vgl. Ikterus ↑, Zyanose ↑

Hautläsion: Lokalisation; Größe; Aussehen; ggf. Symptome, z. B. Schmerzen ↑, Brennen; ggf. vermutete Ursache; ggf. Art und Resultat unternommener Maßnahmen;

ggf. Zeitpunkt und Name des informierten Arztes, vgl. Effloreszenzen ↑

Hautnaht: vgl. Naht ↑

Hautpflege: Umfang des Hilfebedarfs ↑; verwandte Utensilien; versorgte Körperstellen; ggf. beobachtete Auffälligkeiten; vgl. Grundpflege ↑, Hautzustand ↑

Hautschaden: vgl. Wunde ↑

Hautturgor: Körperregion der Prüfung; Ergebnis des Hautfaltentests; Art und Resultat unternommener Maßnahmen; ggf. Zeitpunkt und Name der informierten Ärztin

Hautzustand: Hautfarbe ↑; Spannungszustand; Hautturgor ↑; Geschmeidigkeit; Temperatur; Trockenheit/Fettigkeit; Absonderungen; Schuppenbildung ↑; Juckreiz ↑; ggf. Lokalisation, Größe und Aussehen von Effloreszenzen ↑

Heiserkeit: Umfang der Einschränkung, z. B. nur bei lautem Sprechen, Totalverlust der Stimme; ggf. Art und Resultat unternommener Maßnahmen; durchgeführte Information ↑/Beratung ↑/Anleitung ↑ und deren Resultat; ggf. vereinbarte Handzeichen oder Gesten für bestimmte Bedürfnisse; ggf. Zeitpunkt und Name des informierten Arztes; vgl. Stimme ↑

Hemiparese: vgl. Lähmung ↑

Hemiplegie: vgl. Lähmung ↑

Herpes: vgl. Effloreszenzen ↑

Herzbeschwerden: konkrete Beschreibung der Beschwerden; ermittelte Vitalzeichen ↑; ggf. Begleitsymptome, z. B. Schweißausbruch ↑; ggf. Art und Resultat unternommener Maßnahmen; ggf. Zeitpunkt und Name der informierten Ärztin

Herzfrequenz: vgl. Pulsmessung ↑

Herz-Lungen-Wiederbelebung: vgl. Reanimation ↑

Hexenmilch: vgl. Brustdrüsenschwellung ↑

Hilfebedarf: Art des Hilfebedarfs (vollständige oder teilweise Übernahme, Unterstützung, Anleitung ↑, Beaufsichtigung, Motivation ↑) in Verbindung mit der konkret betroffenen Alltagsaktivität; ggf. konkrete Beschreibung der selbstständig durchgeführten bzw. zu übernehmenden Teilschritte; ggf. getroffene Absprachen ↑

Hilfsmittel: Art des benutzten Hilfsmittels; Tätigkeiten, für die das Hilfsmittel benutzt wird; ggf. Zeitpunkt/-räume, zu dem das Hilfsmittel genutzt/angelegt/getragen wurde; Probleme und Fähigkeiten im Umgang mit dem Hilfsmittel; am Hilfsmittel durchgeführte Pflege- oder Wartungsmaßnahmen; durchgeführte Information ↑/Beratung ↑/Anleitung ↑ und deren Resultat; beantragte Hilfsmittel; ggf. Adressat einer Hilfsmittelbestellung

Hinlaufverhalten: ggf. begleitende Äußerungen ↑; ggf. geäußertes Ziel; Verhalten ↑ während des Hinlaufens und am Ziel; Stimmung ↑; Dauer des Verhaltens; Art und Resultat ggf. unternommener Maßnahmen

Hitzeverletzung: vgl. Verbrennung ↑

Hoffnungslosigkeit: Äußerungen ↑; Gestik ↑; Mimik ↑; Stimmung ↑; Verhalten ↑; ggf. getroffene Absprachen ↑; Art und Resultat unternommener Maßnahmen; ggf. Zeitpunkt und Name des informierten Arztes

Hörgerät: vgl. Hilfsmittel ↑

Hörprobleme: ggf. Situation, in der die Hörprobleme aufgefallen sind; ggf. Beschreibung der Hörprobleme durch die betroffene Person; durchgeführte Information ↑/Beratung ↑/Anleitung ↑ und deren Resultat; ggf. getroffene Absprachen ↑; ggf. Art und Resultat unternommener Maßnahmen; ggf. Zeitpunkt und Name der informierten Ärztin

Hörsturz: vgl. Hörprobleme ↑

Hüftprotektor: vgl. Hilfsmittel ↑

Hunger: vgl. Appetit ↑, Ernährung ↑

Hungerzeichen, nonverbale: Gesten, die Hunger bedeuten; Mimik, die auf Hunger hinweist; Laute, die Hunger anzeigen; ggf. Art und Resultat unternommener Maßnahmen; vgl. Appetit ↑, Ernährung ↑

Husten: trockener/produktiver Husten; ggf. Menge und Aussehen von Sputum ↑ bzw. Blut; ggf. Schmerzen ↑; Beeinträchtigungen durch den Husten; ggf. Atemgeräusche ↑; ggf. Zeiten/Situationen/Maßnahmen, in/nach denen der Husten vermehrt auftritt; ggf. Hustenprotokoll mit Anzahl an Hustenanfällen pro Stunde; Art und Resultat unternommener Maßnahmen; ggf. Zeitpunkt und Name des informierten Arztes

Hygiene: Routinemäßige Hygienemaßnahmen, z. B. die Desinfektion ↑ der Hände, werden nicht im Pflegebericht ↑ dokumentiert. Sind besondere Hygienemaßnahmen regelmäßig erforderlich, z. B. aufgrund eines multiresistenten Keims, bietet es sich an, diese Maßnahmen in die Pflegeplanung ↑ bzw. Maßnahmenplanung ↑ aufzunehmen oder auf einen Pflegestandard ↑ zu verweisen, sofern dieser für die betreffende Einrichtung festgelegt ist. Maßnahmen, die unregelmäßig notwendig werden, werden im Pflegebericht dokumentiert. Ausnahmen bilden Hygienemaßnahmen, die standardmäßig zu einer anderen Maßnahme dazugehören, z. B. die Desinfektion des Genitals beim Legen eines Katheters.

Hyperglykämie: ermittelter Wert mit Einheit; ggf. auffälliges Verhalten ↑ bzw. Symptome; Art und Resultat unternommener Maßnahmen; ggf. Zeitpunkt und Name der informierten Ärztin

Hyperhidrosis: vgl. Schweißausbruch ↑

Hyperthermie: vgl. Fieber ↑

Hypertonie: vgl. Blutdruckmessung ↑

Hyperventilation: Dauer; auslösende Situation; Symptome; ggf. Art und Resultat unternommener Maßnahmen; durchgeführte Information ↑/Beratung ↑/Anleitung ↑ und deren Resultat; ggf. Zeitpunkt und Name des informierten Arztes; vgl. Atemprobleme ↑

Hypoglykämie: ermittelter Wert mit Einheit; ggf. auffälliges Verhalten ↑ bzw. Symptome; Art und Resultat unternommener Maßnahmen; Zeitpunkt und Name der informierten Ärztin

Hypohidrosis: vgl. Anhidrosis ↑

Hypothermie: Messort; ermittelte Temperatur; ggf. Art und Resultat unternommener Maßnahmen; ermittelte Vitalzeichen ↑; ggf. Bewusstseinsstörung ↑; ggf. Zeitpunkt und Name des informierten Arztes

Hypotonie: vgl. Blutdruckmessung ↑

Hypoventilation: vgl. Atemprobleme ↑

I

Ikterus: Lokalisation, z. B. generalisiert oder Skleren; ggf. weitere Symptome, z. B. entfärbter Stuhl ↑, dunkler Urin ↑, Juckreiz ↑; Zeitpunkt und Name der informierten Ärztin; vgl. Hautfarbe ↑

Immerso-Regel: Von der Immerso-Regel bzw. vom Immerso-Beweis wird gesprochen, wenn Tätigkeiten, insbesondere die Grundpflege ↑, vom gesamten Pflegeteam immer nach einem einheitlichen, schriftlich festgelegten Vorgehen erfolgen. Ist dieses Vorgehen schriftlich dokumentiert, z. B. in einem Standard, und ist die Kenntnisnahme des Standards von allen Beteiligten mit Unterschrift bestätigt, erleichtert dies die Dokumentation. Denn Einzelschritte, die im Standard fixiert sind, müssen nicht einzeln dokumentiert werden. Eine ungünstige Beweislastsituation im Fall einer rechtlichen Auseinandersetzung kann so ebenso vermieden werden wie ein täglich wiederkehrender massiver Dokumentationsaufwand.
Für die ambulante Pflege gilt das oben beschriebene Vorgehen nicht, da der Nachweis der Einzelleistungen für die Abrechnung relevant ist. Vgl. Durchführungsnachweis ↑, Grundpflege ↑ [2, 20]

Immobilität: vgl. Bewegung, pathologische ↑; Bewegungsarmut ↑; Bewegungseinschränkung ↑

Indikation: Der Arzt dokumentiert Maßnahmen der Behandlungspflege ↑, die aus seiner Sicht notwendig sind, als Anordnung. Die Indikation einzuschätzen ist seine Aufgabe.
Wie in der Einleitung (vgl. S. 10, 17) beschrieben, führen die Pflegenden Maßnahmen aus zwei Gründen durch: Entweder hat ein Arzt sie angeordnet oder es gibt eine pflegerische Indikation für die Maßnahme. Dieser pflegerischen Indikation geht immer eine Wahrnehmung ↑ voraus: Die zu pflegende Person erhält z. B. ein Fußbad, weil sie sehr verschwitzte Füße hat. Dies hat die Pflegende entweder selbst wahrgenommen oder die zu pflegende Person hat es geäußert.
Die pflegerische Indikation einer Maßnahme sollte immer aus der Dokumentation hervorgehen, z. B. aus der Anamnese ↑ bzw. der Strukturierten Informationssammlung ↑, aus der Pflegeplanung ↑ oder auch durch eine im Pflegebericht ↑ dokumentierte Wahrnehmung.

Infektion: Lokalisation; Ursache/Eintrittspforte (sofern erkennbar bzw. bekannt); Größe der sichtbar betroffenen Körperregion; Entzündungszeichen; ggf. weitere Besonderheiten, z. B. Eiter; Art und Resultat unternommener Maßnahmen; ggf. Zeitpunkt und Name der informierten Ärztin; vgl. Entzündung ↑

Influenza: vgl. Fieber ↑, Husten ↑, Rhinitis ↑, Schmerzen ↑

Information des Arztes/der Ärztin: Ist es notwendig, zu einem pflegebedürftigen Menschen einen Arzt zu rufen, so geschieht dies gerade im klinischen Bereich nicht selten aufgrund eines akut schlechten oder sich verschlechternden Allgemeinzustands. Mehr oder minder geht es im Einzelfall darum, schnell zu handeln. Um bei einer sich akut verschlechternden Situation auch im Nachhinein noch nachvollziehen zu können, wann der Arzt gerufen wurde, sollten der Benachrichtigungsweg, z. B. Funk, Telefon, der Name des Arztes und die Uhrzeit dokumentiert werden.

Information der zu pflegenden Person oder der Angehörigen: Ziel; Thema; informierte Person(en); ggf. Reaktionen; ggf. Absprachen ↑; weiterer Informationsbedarf

Infusion: Beginn und Ende der Infusion; ggf. Auffälligkeiten am intravenösen Zugang bzw. an der umgebenden Haut mit konkretem Beobachtungszeitpunkt; ggf. Art und Resultat unternommener Maßnahmen; ggf. Zwischenfälle; ggf. Name sowie Zeitpunkt der informierten Ärztin. **Hinweis:** Die Art der Infusion, z. B. intravenös oder subkutan, das zu verabreichende Medikament bzw. die zu verabreichende Infusionslösung, deren Dosierung, die geplanten Zeiträume für Infusionen als Anordnung zu dokumentieren, ist ärztliche Aufgabe. Die Pflegenden dokumentieren die Durchführung der Anordnung. Vgl. Zugang, peripherer↑; Zugang, zentraler↑

Ingestion: Uhrzeit; Substanz; sofern bekannt: Menge/Anzahl der Substanz (ggf. als Vermutung↑ kennzeichnen); Symptome; ggf. auffälliges Verhalten↑; Vitalzeichen↑; ggf. Art und Resultat unternommener Maßnahmen; Zeitpunkt und Name des informierten Arztes; ggf. telefonische Anweisungen der Giftnotrufzentrale unter Angabe der entsprechenden Giftnotrufzentrale; vgl. Verätzung↑

Inhalation: Dauer; Reaktionen, z. B. produktiver Husten↑; benutztes Instrument/Gerät (sofern nicht ärztlich angeordnet); ggf. Inhalationszusatz, sofern es kein Arzneimittel ist, das eine ärztliche Anordnung benötigt

Initialberührung: vorangehende verbale Kontaktaufnahme; Richtung der Annäherung; genaue Körperstelle der Initialberührung; Beschreibung der Bewegung, z. B. Nutzung der kompletten Hand oder nur der Handfläche; Reaktion auf die Initalberührung; durchgeführte Information↑/Beratung↑/Anleitung↑ von Angehörigen und deren Resultat. **Hinweis:** Eine Initialberührung ist für Menschen wichtig, deren Kommunikationsmöglichkeiten eingeschränkt sind, z. B. aufgrund einer Bewusstseinsstörung. Die Initialberührung wird nur solange im Pflegebericht dokumentiert, bis eine geeignete Körperstelle und Form der Initialberührung gefunden wurde. Ab dann wird die Initialberührung in der Pflegeplanung↑ bzw. Maßnahmenplanung↑ festgelegt. Nur noch Abweichungen↑ oder eine auffällige Wirkung↑ werden jetzt noch bei Bedarf im Pflegebericht dokumentiert.

Initiales Assessment/Initialassessment: vgl. Risikoeinschätzung, allgemeine↑, Risikomatrix↑

Injektion: bei Auffälligkeiten: Hautzustand↑; ggf. Zwischenfall↑ und Name sowie Zeitpunkt der informierten Ärztin. **Hinweis:** Die Art, z. B. intramuskuläre Injektion, das zu verabreichende Medikament, dessen Dosierung und die geplanten Zeitpunkte der Injektion bzw. die Anzahl der Injektionen pro Tag zu dokumentieren, ist ärztliche Aufgabe.

Inkontinenz, Harn: vgl. Urin↑, Miktion↑; beobachtete oder geäußerte Symptome; Menge des Einnässens; Faktoren, die sich positiv bzw. negativ auf die Inkontinenz auswirken; ggf. Probleme mit der Kleidung und vereinbarte Unterstützung; Art der Inkontinenz; aktuelles Kontinenzprofil; angestrebtes Kontinenzprofil; Hautzustand↑; Probleme durch die Inkontinenz, z. B. sozialer Rückzug, Intertrigo↑; Risiken durch die Inkontinenz; Art und Resultat vereinbarter und unternommener Maßnahmen zur Kontinenzförderung↑; Art, Nutzen und Kompetenz im Umgang mit eingesetzten Hilfsmitteln↑; durchgeführte Information↑/Beratung↑/Anleitung↑ und deren Resultat; Trinkverhalten↑; Zeitpunkt, an dem die Inkontinenz erneut besprochen werden soll; ggf. Zeitpunkt und Name des informierten Arztes; ggf. Restharnmenge [9]; vgl. Risikomatrix↑

Inkontinenz, Stuhl: vgl. Stuhl↑, Stuhlgang↑; beobachtete oder geäußerte Symptome; Menge des Einkotens; Grad der Stuhlinkontinenz/Kontinenz-Score; ggf. Probleme mit der Kleidung und vereinbarte Unterstützung; Hautzustand↑; Probleme durch die Inkontinenz, z. B. sozialer Rückzug; Risiken durch die Inkontinenz; Art und Resultat vereinbarter und unternommener Maßnahmen zur Kontinenzförderung; Art und Nutzen eingesetzter Hilfsmittel↑; durchgeführte Information↑/Beratung↑/Anleitung↑ und deren Resultat; Zeitpunkt, an dem die Inkontinenz erneut besprochen werden soll; ggf. Zeitpunkt und Name der informierten Ärztin

Insektenstich: Lokalisation; Größe; Aussehen; sofern bekannt: Art des Insekts; lokale und ggf. systemische Reaktionen; ggf. Vitalzeichen↑; Art und Resultat unternommener Maßnahmen; ggf. Zeitpunkt und Name des informierten Arztes

Insomnie: vgl. Durchschlafstörung↑, Einschlafstörung↑

Instrument: Meistens wird unter einem Instrument ein Gegenstand verstanden, den man anfassen kann. Als Instrumente werden jedoch z. B. auch standardisierte Fragebögen, z. B. zur Inkontinenz, oder Skalen, z. B. zum Schmerz, verstanden. Um zu vermeiden, dass verschiedene Pflegende abwechselnd mit verschiedenen Instrumenten arbeiten, sollte stets dokumentiert werden, welches Instrument zu verwenden ist bzw. verwendet wurde. Wer über das zu verwendende Instrument entscheidet, hängt von der jeweiligen Einrichtung ab. Infrage kommen z. B. ein Beschluss des Pflegeteams, einer Primary Nurse oder der pflegerischen Leitung der Einrichtung. Und selbstverständlich gilt dieses einheitliche Vorgehen nicht nur für „Papier-Instrumente", sondern eben auch für jene, die als Gegenstände oder digital vorliegen. So sollte z. B. dokumentiert und dadurch bekannt sein, mit welchem Instrument die Körpertemperatur gemessen wird. Auf diese Weise können Schwankungen oder Unklarheiten vermieden oder zumindest durch Wechsel des Instruments erklärt werden.

Interaktion: Situation; Verhalten ↑ gegenüber anderen Personen allgemein, ggf. gegenüber bestimmten Personen; Blickkontakt ↑; gemeinsame Aktivitäten und ggf. Initiative dazu; ggf. Ablehnung ↑ von Interaktion; Suche von Nähe und/oder Distanz; ggf. Suche von Körperkontakt; Erkennen gegenseitiger Bedürfnisse; vgl. Kommunikationsverhalten ↑

Interpretation: vgl. Einleitung S. 14, 16

Intertrigo: Lokalisation; Größe; Farbe und Struktur der Oberfläche; ggf. Ursache; Art und Resultat unternommener Maßnahmen; durchgeführte Information ↑/Beratung ↑/ Anleitung ↑ und deren Resultat; ggf. Zeitpunkt und Name der informierten Ärztin; vgl. Intertrigo ↑, Soor ↑

Intertrigoprophylaxe: Art und Resultat unternommener Maßnahmen; durchgeführte Information ↑/Beratung ↑/Anleitung ↑ und deren Resultat; vgl. Hautzustand ↑; Prophylaxe ↑; ggf. Inkontinenz ↑

Intimpflege: Umfang des Hilfebedarfs ↑; verwandte Utensilien; ggf. beobachtete Auffälligkeiten, z. B. Größe, Lokalisation und Farbe von Hämorrhoiden ↑; vgl. Grundpflege ↑

Intoxikation: vgl. Ingestion ↑

Intubation: vgl. Cuffdruck ↑, Extubation ↑, Monitorüberwachung ↑. **Hinweis:** Die Dokumentation der Intubation selbst ist ärztliche Aufgabe.

Isolierung: vgl. Quarantäne ↑

J

Juckreiz: Lokalisation; vorangegangene Situation; ggf. vorangegangene Veränderungen Hautpflege ↑; Hautzustand ↑; Art und Resultat unternommener Maßnahmen; durchgeführte Information ↑/ Beratung ↑/Anleitung ↑ und deren Resultat; ggf. Zeitpunkt und Name des informierten Arztes

K

Kälteanwendung: Grund, z. B. Stoß; Dauer; Art der Kälteanwendung; gekühlter Körperteil; Resultat und Verträglichkeit der Maßnahme; ggf. mit der betroffenen Person getroffene Absprachen ↑

Kälteverletzung: vgl. Erfrierung ↑

Känguru-Methode: Dauer; teilnehmender Elternteil; ggf. parallel ermittelte Vitalzeichen ↑; Verhalten ↑ des Neugeborenen/Säuglings und ggf. auch des Elternteils während und nach der Durchführung; durchgeführte Information ↑/Beratung ↑/Anleitung ↑ und deren Resultat; ggf. getroffene Absprachen ↑ mit den Eltern

Kardiopulmonale Reanimation: vgl. Reanimation ↑

Kardiotokografie: vgl. Monitorüberwachung ↑

Käseschmiere: Ausprägung; Lokalisation bzw. generalisiert; Vorgehen, z. B. Verteilung als Hautschutzmittel

Katheter: vgl. Blasenkatheter ↑

Kauprobleme: konkrete Beschreibung, z. B. ein- oder beidseitig; ggf. konkrete Konsistenz, auf die sich die Kauprobleme beziehen; ggf. Schmerzen ↑; Art und Resultat unternommener Maßnahmen, z. B. Angebot besonderer Nahrung; ggf. getroffene Absprachen ↑

Kephalhämatom: Lokalisation; Form; Ausmaß; Konsistenz; ggf. Schmerzen ↑; Verlauf der Rückbildung

Kindspech: vgl. Stuhl ↑, Stuhlgang ↑

Klistier: vgl. Abführmaßnahme ↑

Knochenbruch: vgl. Verletzung ↑

Knoten: Lokalisation; ca.-Größe; ggf. verursachende Beschwerden; Situation, in der der Knoten entdeckt wurde; Zeitpunkt und Name des informierten Arztes

Kognition und Kommunikation: Ein Themenfeld der Strukturierten Informationssammlung ↑ lautet Kognition und Kommunikation. Dokumentiert werden hier im Rahmen des Erstgesprächs z. B. Informationen zur Orientierung, zu herausforderndem Verhalten, Schlaf-wach-Rhythmus oder zum Risiko- bzw. Gefahrenbewusstsein [5].

Kognitive Beeinträchtigung: Situation des ersten Auffallens; Art der Beeinträchtigung, z. B. Schwierigkeiten zu lesen, sich Informationen zu merken; ggf. sich daraus ergebender Hilfebedarf ↑; Verhalten ↑; ggf. Art und Resultat unternommener Maßnahmen; ggf. getroffene Absprachen ↑; Zeitpunkt und Name der informierten Ärztin; vgl. Desorientierung ↑

Kolik: Dauer; Lokalisation; vorangehende Situation; Schmerzen ↑; ggf. Art und Resultat unternommener Maßnahmen; ggf. Zeitpunkt und Name des informierten Arztes

Koloskopie: Menge der verabreichten (angeordneten) Spüllösung; Verträglichkeit bzw. ggf. Art der Beschwerden; Beschreibung des Stuhls ↑; Allgemeinzustand ↑ während der Abführphase und nach der Untersuchung; Ernährung ↑

nach der Untersuchung; Stuhl ↑ nach der Untersuchung; vgl. Nahrungskarenz ↑

Kolostoma: vgl. Anus praeternaturalis ↑

Kolostrum: vgl. Milcheinschuss ↑, Stillen ↑

Koma: vgl. Bewusstlosigkeit ↑

Komedonen: vgl. Effloreszenzen ↑

Kommunikation, nonverbale: Körperhaltung ↑; Mimik ↑; Gestik ↑; ggf. vereinbarte/bekannte Bedeutung von Gesten oder mimischen Äußerungen ↑; ggf. Art und Resultat unternommener Maßnahmen

Kommunikationsverhalten: Situation; beteiligte Personen; Person, die das Gespräch anregt; Dauer des Gesprächs; Besonderheiten der Gestik ↑ und Mimik ↑; Blickkontakt ↑; Sprache; Eingehen auf gegenseitige Vorschläge; ggf. getroffene Absprachen ↑; vgl. Äußerungen ↑

Komplikation: Art der Komplikation(en); Beschreibung der Situation, z. B. Auffindesituation ↑; Auswirkungen auf die zu pflegende Person; ggf. Verhalten ↑; ggf. ermittelte Vitalzeichen ↑; Art und Resultat unternommener Maßnahmen; ggf. Zeitpunkt und Name der informierten Ärztin

Kompresse: vgl. Auflage ↑, Wickel ↑

Kompressionsstrümpfe: Hautzustand ↑ vor dem Anlegen; Farbe und Schwellungszustand der Zehen (sofern sichtbar); Ergebnis der Kontrolle der Zehen bzw. der Haut oberhalb des Kompressionsstrumpfs; Hautzustand nach dem Ablegen, z. B. Einschnürungen; ggf. mit dem Arzt getroffene Absprachen ↑ mit Zeitpunkt und Name des Arztes

Kompressionstherapie: Hautzustand ↑; Art und Dauer durchgeführter Kompressionsmaßnahmen; Höhe des angewandten Drucks; Umfang von Vorderfuß, Knöchel und Wade; Besonderheiten der behandelten Extremität vor, während (sofern sichtbar) und nach der Kompressionstherapie; vgl. Kompressionsstrümpfe ↑

Kondomurinal: Anlage bzw. Abnahme; Toleranz durch den Pflegebedürftigen; Auswirkungen auf dessen Alltagsgestaltung; Hautzustand ↑; vgl. Urin ↑, Inkontinenz ↑

Konjunktivitis: betroffenes Auge; Sekret ↑; Farbe der Konjunktiven sowie der umgebenden Haut und des Lids; ggf. Schwellung des Lids; Art und Resultat unternommener Maßnahmen; Einschränkungen im Alltag; durchgeführte Information ↑/Beratung ↑/Anleitung ↑ und deren Resultat; ggf. Zeitpunkt und Name der informierten Ärztin; vgl. Augenbindehaut ↑

Kontextkategorien, pflegerelevante: vgl. Strukturierte Informationssammlung ↑

Kontinenzförderung: Art und Resultat unternommener Maßnahmen, z. B. Beckenbodentraining↑, Blasentraining↑, Toilettentraining↑; ggf. Menge des Einnässens; beobachtete Probleme beim Toilettengang und vereinbarte Hilfestellung; Hautzustand↑; Art, Nutzen und Kompetenz im Umgang mit Hilfsmitteln↑; durchgeführte Information↑/Beratung↑/Anleitung↑ und deren Resultat; Trinkverhalten↑; ggf. Restharnmenge; vgl. Inkontinenz↑, Miktion↑. **Wichtig:** Da sich die Kontinenzförderung immer über einen längeren Zeitraum hinzieht, sollten die Maßnahmen in die Pflegeplanung↑ bzw. Maßnahmenplanung↑ aufgenommen sein. Die unternommenen Maßnahmen müssen daher nicht zwangsläufig immer im Pflegebericht dokumentiert werden, vgl. Durchführungsnachweis↑

Kontraktur: betroffenes Gelenk; Bewegungsradius; Gelenkstellung; Einschränkungen im Alltag; ggf. Schmerzen↑; Art und Resultat unternommener Maßnahmen; ggf. Zeitpunkt und Name des informierten Arztes

Kontrakturprophylaxe: Art und Resultat unternommener Maßnahmen; durchgeführte Information↑/Beratung↑/Anleitung↑ und deren Resultat; vgl. Bewegungsplan↑, Prophylaxe↑

Konzentrationsstörung: Länge der Aufmerksamkeitsspanne; Faktoren, die die Konzentration positiv bzw. negativ beeinflussen; Auswirkungen auf den Alltag; Art und Resultat unternommener Maßnahmen; durchgeführte Information↑/Beratung↑/Anleitung↑ und deren Resultat

Kopfläuse: Art und Resultat unternommener Maßnahmen; durchgeführte Information↑/Beratung↑/Anleitung↑ und deren Resultat; ggf. weitere informierte Personen; ggf. Zeitpunkt und Name der informierten Ärztin; ggf. Probenentnahme↑

Kopfumfang: vgl. Umfang↑

Körpergeruch: vgl. Geruch↑

Körpergewicht: vgl. Gewicht↑

Körpergröße: vgl. Körperlänge↑

Körperhaltung: Position von Kopf; Rumpf und Extremitäten; Muskeltonus↑; Krümmung/Beugung von Körperbereichen; vgl. Gestik↑, Mimik↑, Stimmung↑

Körperkontakt: Art und Weise, in der die pflegebedürftige Person nach Körperkontakt sucht; Reaktionen der Bezugspersonen/des Umfelds; Auswirkung von Körperkontakt auf das Verhalten↑ bzw. Wohlbefinden; vgl. Ablehnung↑, Bonding↑, Initialberührung↑, Känguru-Methode↑

Körperlänge: ermittelter Wert; ggf. Besonderheiten bei der Ermittlung, z. B. Messung im Liegen

Körperpflege: vgl. Grundpflege↑

Körperschmuck: Lokalisation; Hautzustand↑; ggf. Zeitpunkt der Entfernung und Aushändigung bzw. Verwahrung durch Pflegende

Körpertemperatur: Messort; Ergebnis; ggf. auffällige Begleitumstände, z. B. besonders dicke oder dünne Kleidung; ggf. Art und Resultat unternommener Maßnahmen

Körperverletzung: vgl. Verhalten, aggressives↑; Verletzung↑; Wunde↑; Zwischenfall↑

Korsett: An- und Ablegen; ggf. Art und Position von Schutzmaßnahmen, z. B. Polsterung über Gelenken; Hautzustand↑ vor dem Anlegen; Hautzustand nach dem Ablegen↑; ggf. Beschwerden oder Beeinträchtigungen durch das Korsett; durchgeführte Information↑/Beratung↑/Anleitung↑ und deren Resultat

Kostaufbau: vgl. Ernährung↑

Kostform: ggf. bestimmte Konsistenz der Kost, z. B. passiert; Verzicht auf bestimmte Nahrungsmittel, z. B. aufgrund bekannter Allergien oder aus religiösen Gründen; konkrete Produkte von Sondenkost; ggf. Abneigungen; ggf. Vorlieben. **Hinweis:** Die Art einer Diät↑, z. B. der Verzicht auf bestimmte Nahrungsmittelbestandteile oder eine Höchstmenge an kcal/Tag, wird vom Arzt angeordnet und von diesem auch dokumentiert. Bekannte Nahrungsmittelunverträglichkeiten sollten im Rahmen der Anamnese in Erfahrung gebracht werden.

Krampfanfall: vgl. Epileptischer Anfall↑

Krankheitsbezogene Anforderungen und Belastungen: Ein Themenfeld der Strukturierten Informationssammlung↑ lautet krankheitsbezogene Anforderungen und Belastungen. Dokumentiert werden hier im Rahmen des Erstgesprächs z. B. gesundheitsbedingte Einschränkungen, Unterstützungsbedarf und krankheits- bzw. therapiebedingte Anforderungen [5].

Kreislauf: vgl. Blutdruckmessung↑, Hautfarbe↑, Pulsmessung↑, Schwindel↑

Kreislauf, zentralisierter: Hautfarbe↑ am Stamm und an den Extremitäten; Vitalzeichen↑; Körperhaltung↑; ggf. Schwindel↑; ggf. Bewusstlosigkeit↑; Art und Resultat unternommener Maßnahmen; ggf. Zeitpunkt und Name der informierten Ärztin

Kruste: vgl. Effloreszenzen↑

Kuhmilchernährung: vgl. Flaschenmilchernährung↑

L

Lagerung: vgl. Positionierung↑

Lagerungsplan: vgl. Bewegungsplan↑

Lähmung: bei akutem/erstem Auftreten: betroffener Körperbereich; ggf. vorangehende Tätigkeit/Situation; Muskeltonus↑; Art und Auswirkungen der Ausfallerscheinungen; Vollständigkeit bzw. Unvollständigkeit der Lähmung; Art und Resultat unternommener Maßnahmen; Zeitpunkt und Name des informierten Arztes. Bei länger bestehender Lähmung Änderungen und neue Erkenntnisse im Vergleich zu Informationen aus der Anamnese: Ressourcen↑ und Fähigkeiten; Alltagsprobleme und Umfang der Selbstständigkeit; Hilfebedarf↑; Bewegungsplan↑; Positionierung↑

Länge: vgl. Körperlänge↑

Langzeituntersuchung: **Hinweis:** Langzeituntersuchungen werden – wie alle medizinisch-diagnostischen Maßnahmen – von der Ärztin angeordnet. Daher besprechen die Pflegenden vorab mit der Ärztin, welche Bereiche im jeweiligen Einzelfall konkret zu dokumentieren sind, sofern es sich für die Pflegenden nicht um Routinetätigkeiten handelt. In der Regel werden dokumentiert: Beginn und Ende der Untersuchung; je nach Art der Untersuchung Besonderheiten, z. B. Aktivitäten mit Art, Zeitpunkt und Dauer oder Nahrungsaufnahme mit Zeit, Art und Menge; durchgeführte Information↑/Beratung↑/Anleitung↑ zum Verhalten↑ während der Untersuchung↑. Vgl. Untersuchung↑

Lanugobehaarung: vgl. Behaarung↑

Läsionen: vgl. Hautläsionen↑

Leben in sozialen Beziehungen: Ein Themenfeld der Strukturierten Informationssammlung↑ lautet Leben in sozialen Beziehungen. Dokumentiert wird hier im Rahmen des Erstgesprächs z. B., ob bzw. mit welchem Unterstützungsbedarf die zu pflegende Person Aktivitäten im häuslichen Umfeld nachgehen kann [5].

Lebensqualität: Die Lebensqualität eines Menschen kann am verlässlichsten von ihm selbst beschrieben werden. Äußert sich die betroffene Person zu der von ihr empfundenen Lebensqualität, dokumentieren die Pflegenden die Äußerung↑. Wörtliche Aussagen werden als Zitat mit Anführungszeichen dokumentiert.
Allerdings können nicht alle pflegebedürftigen Menschen die von ihnen empfundene Lebensqualität beschreiben. Dies gilt z. B. für Säuglinge und bewusstlose Menschen.

Äußern sich Angehörige zur Lebensqualität der zu pflegenden Person, können diese Äußerungen ↑ ebenfalls als Zitate dokumentiert werden. Aus der Dokumentation sollte stets hervorgehen, von wem die Äußerung stammt. Da es Aufgabe der Pflegenden ist, pflegebedürftige Menschen unabhängig von ihrem Alter, ihrer Erkrankung bzw. Behinderung, ihrem Geschlecht, ihrer Bildung, ihrer Werteorientierung usw. fachgerecht zu pflegen, ist es nicht angemessen, den persönlichen Eindruck über die Lebensqualität einer pflegebedürftigen Person in deren Pflegedokumentation ↑ zu dokumentieren.

Leberfleck: Lokalisation; Größe; Farbe; Niveau im Vergleich zur Haut; ggf. beobachtete Veränderung; ggf. verursachte Funktionseinschränkung; ggf. Name des informierten Arztes

Leichnam, Versorgung: vgl. Toter, Versorgung ↑

Leistenhernie: Lokalisation; Durchmesser; ggf. geäußerte Beschwerden; ggf. Art und Resultat unternommener Maßnahmen, z. B. Abpolsterung; Zeitpunkt und Name der informierten Ärztin

Leistungsnachweis: vgl. Durchführungsnachweis ↑

Lippenbremse: Situation, in der die Lippenbremse eingesetzt wurde, und Resultat; durchgeführte Information ↑/Beratung ↑/Anleitung ↑ und deren Resultat

Lippenherpes: Lokalisation; durchgeführte Information ↑/Beratung ↑/Anleitung ↑ und deren Resultat; ggf. Art und Resultat unternommener Maßnahmen; ggf. Zeitpunkt und Name des informierten Arztes

Lippenpflege: vgl. Mundpflege ↑

Lippenschluss: vgl. Mundschluss ↑

Lochien: Farbe; Menge/Anzahl Vorlagen; Geruch ↑; ggf. Beimengungen; ggf. geäußerte Beschwerden; vgl. Intimpflege ↑

Lokalanästhesie: Lokalisation; Resultat. **Hinweis:** Lokalanästhesien, z. B. in Form von entsprechenden Pflastern, werden nur nach ärztlicher Anordnung durchgeführt.

Luxation: vgl. Gelenkfehlstellung ↑

Lymphknotenschwellung: Lokalisation; ggf. Beschwerden; Größe; ggf. Zeitpunkt und Name der informierten Ärztin

M

Magenperistaltik: vgl. Peristaltik ↑

Magensonde: Anlage und Entfernung; Lage (nasal, oral); Art und Ergebnis der Lageprüfung; Pflasterwechsel; ggf. Protokoll mit Zeichnung, wo die Fixierung angebracht wurde; Verabreichung von Nahrung, Flüssigkeit bzw. Medikamenten mit Art und Menge; Verträglichkeit der Sondennahrung; ggf. Grund der vorzeitigen Entfernung oder Neuanlage der Sonde

Maßnahmen: Durchgeführte Maßnahmen bilden neben den Wahrnehmungen ↑ die Basis des Pflegeberichts ↑. Die Pflegenden dokumentieren, welche Maßnahmen sie wann durchgeführt haben. Hierzu zählen sowohl geplante Maßnahmen, z. B. eine Wundversorgung ↑, als auch Maßnahmen als Reaktion auf eine akute Wahrnehmung, z. B. ein Getränkeangebot bei Schwindel ↑.
Die Kunst besteht darin, nicht jede, sondern die relevanten Maßnahmen zu dokumentieren, also die Maßnahmen, die den Pflege- und Gesundheitszustand der pflegebedürftigen Person, ihre Entwicklung bzw. ihr Verhalten ↑ beeinflussen. Regelmäßig wiederkehrende Maßnahmen, für die es im Pflegeteam einen festgelegten Standard gibt, der von allen eingehalten wird, z. B. für die morgendliche Grundpflege ↑, können im Durchführungsnachweis ↑ abgezeichnet werden. Nur wenn der übliche Standard um weitere Maßnahmen ergänzt wird oder wenn Teilmaßnahmen weggelassen oder verändert werden, ist dies begründend im Pflegebericht zu dokumentieren.
Die Pflegedokumentation ↑ sollte so gestaltet sein, dass anhand der dokumentierten Maßnahmen im Zusammenhang mit den dokumentierten Wahrnehmungen erkennbar wird, zu welchem Ergebnis die Maßnahme geführt hat. Hieraus wiederum kann abgeleitet werden, ob das Pflegeziel ↑ der Pflegeplanung ↑ erreicht wurde oder ob eine Anpassung der Pflegeplanung bzw. Maßnahmenplanung ↑ notwendig ist.

Maßnahmenplanung: Die Maßnahmenplanung umfasst die Maßnahmen, die auf Basis der Strukturierten Informationssammlung ↑ als notwendig erachtet werden. Anders als die Pflegeplanung ↑ werden in der Maßnahmenplanung keine Pflegeprobleme ↑ und Ressourcen ↑ dokumentiert, da diese bereits aus der Strukturierten Informationssammlung hervorgehen. Ebenso werden in der Maßnahmenplanung keine Pflegeziele ↑ dokumentiert, da diese einer Pflegefachperson aufgrund ihres Fachwissens bekannt sind.
Die Maßnahmenplanung sollte sich in der stationären Pflege am Tagesablauf der zu pflegenden Person orientieren [5, 14].

Medikamentengabe: vgl. Arzneimitteleinnahme↑

Mekonium: vgl. Stuhl↑, Stuhlgang↑

Menarche: ggf. Begleitsymptome; ggf. Art und Resultat unternommener Maßnahmen; durchgeführte Information↑/Beratung↑/Anleitung↑ und deren Resultat

Menstruation: Zyklusbeginn; Dauer und Stärke der Blutung↑; Besonderheiten, z. B. Schmierblutung; ggf. Beschwerden; bei nicht selbstständiger Versorgung mit Hygieneartikeln: Art der verwendeten Hygieneartikel und deren Wechsel

Messung: vgl. Untersuchung↑

Meteorismus: Umfang↑ des Bauchs mit genauer Lokalisation der Messung; Hautzustand↑; ggf. vorhandene Venenzeichnung; weitere Symptome, z. B. Blähungen↑, Abwehrspannung; ggf. Art und Resultat unternommener Maßnahmen; ggf. Zeitpunkt und Name des informierten Arztes

Migräne: vgl. Schmerzen↑

Miktion: vgl. Urin↑; ggf. Miktionsprotokoll; ggf. Hilfebedarf↑; ggf. Besonderheiten, z. B. Schmerzen↑, ungewollter Verlust von Urin; ggf. Art und Resultat unternommener Maßnahmen zur Regulierung der Miktionshäufigkeit; vgl. Inkontinenz↑

Miktionsstörung: vgl. Miktion↑; Art der Störung, z. B. Harnverhalt↑; Situationen bzw. Zusammenhänge, in denen das Problem auftritt; ggf. Auswirkungen auf den Alltag; Art und Resultat unternommener Maßnahmen; ggf. Zeitpunkt und Name der informierten Ärztin; vgl. Inkontinenz↑

Milcheinschuss: Symptome; ggf. Besonderheiten, z. B. Asymmetrie der Brüste, Fieber↑; ggf. Art und Resultat unternommener Maßnahmen insbesondere Anlegen des Kindes; durchgeführte Information↑/Beratung↑/Anleitung↑ und deren Resultat; vgl. Abstillen↑, Brustdrüsenschwellung, Wöchnerin↑, Stillen↑

Milchschorf: Ausmaß bzw. Größe und Lokalisation der Fläche; Art und Resultat unternommener Maßnahmen

Milchstau: äußere Auffälligkeiten an der Brust mit Art, Lokalisation und ggf. Größe; Hautzustand↑; ggf. Fieber↑; ggf. tastbare Achsellymphknoten; ggf. Art und Resultat unternommener Maßnahmen; durchgeführte Information↑/Beratung↑/Anleitung↑ und deren Resultat; Zeitpunkt und Name des informierten Arztes/der informierten Hebamme/Stillberaterin; vgl. Stillen↑

Milien: Lokalisation; ggf. Ausmaß/Fläche; ggf. Besonderheiten, z. B. Entzündungszeichen

Mimik, auffällige: Beschreibung der Gesichtsbewegungen; ggf. fehlende Übereinstimmung zur Gestik↑ und/oder zu sprachlichen Äußerungen↑; Zeitpunkt und Name der informierten Ärztin

Missbrauch: vgl. Misshandlung↑

Misshandlung, Verdacht: Besteht der Verdacht, dass die pflegebedürftige Person misshandelt wurde, sind ihr Verhalten↑, ggf. vorhandene Verletzungen↑ und Äußerungen↑ genau zu dokumentieren. Bei Hämatomen↑ beispielsweise spielt auch deren Farbe eine besondere Rolle. Zudem sollte in Absprache mit dem Arzt ggf. protokolliert werden, wann die betroffene Person von welchen Personen Besuch erhält bzw. wann sie mit welchen Personen Zeit außerhalb der Einrichtung verbringt, z. B. auch im Rahmen einer Beurlaubung oder eines Spaziergangs.
Besteht der Verdacht einer Misshandlung, sollte immer zeitnah, also in der Regel am selben Tag, ein Arzt hinzugezogen werden. Mit ihm ist das weitere Vorgehen zu besprechen, bevor weitere Schritte unternommen werden. Vgl. Vermutungen↑

Mittelstrahlurin: ggf. aufgetretene Probleme, z. B. Urin zu Beginn der Miktion↑ mit aufgefangen; ggf. ermittelte Testergebnisse; ggf. Sendung an Labor; vgl. Probenentnahme↑, Untersuchung↑

Mobilisation: Art und Dauer bzw. Anzahl der Wiederholungen einer durchgeführten Bewegung und deren Resultat; ggf. Ort der Übung; notwendiger Hilfebedarf↑; Reaktionen der zu pflegenden Person; durchgeführte Information↑/Beratung↑/Anleitung↑ und deren Resultat; vgl. Bewegungsplan↑, Bewegungsübungen↑, Transfer↑

Mobilität: Fähigkeiten und Grenzen der zu pflegenden Person; notwendige Hilfsmittel↑; ggf. Begleiterscheinungen, z. B. Schmerzen↑; ggf. Maßnahmen zur Mobilitätsförderung, z. B. Bewegungsplan↑; durchgeführte Information↑/Beratung↑/Anleitung↑ und deren Resultat, vgl. Assessment↑

Mobilität und Bewegung: Ein Themenfeld der Strukturierten Informationssammlung↑ lautet Mobilität und Bewegung. Dokumentiert wird hier im Rahmen des Erstgesprächs z. B. der selbstständige Bewegungsradius [5].

Mongolenfleck: Lokalisation; Größe

Monitorüberwachung: Beginn und Ende; Alarmgrenzen und ggf. deren Veränderung; und Werte bei (Fehl-) Alarmen sowie aktuelle Wahrnehmungen, z. B. Aussehen, unruhiges Verhalten↑, die ggf. den Alarmen widersprechen; Ursache von (Fehl-)

Alarmen (sofern erkennbar); ggf. Art und Resultat unternommener Maßnahmen bei Alarmen/Fehlalarmen; je nach Einrichtungsstandard und Anwendung ggf. in regelmäßigen Abständen routinemäßige Dokumentation der Werte; ggf. Zeitpunkt und Name der informierten Ärztin bei Auffälligkeiten

Motivation: Art der Motivation; Resultat; ggf. vereinbarte Belohnung↑

Müdigkeit: Gestik↑; Mimik↑; ggf. Äußerungen↑; vgl. Fatique↑

Mundatmung: vgl. Atmung↑

Mundgeruch: vgl. Geruch↑

Mundpflege: Umfang des Hilfebedarfs↑; konkrete Maßnahmen; verwandte Utensilien; Zustand der Zähne und des Mundinnenraums; ggf. beobachtete Auffälligkeiten; ggf. Lage und Zustand von Hilfsmitteln, z. B. Zahnspange, Tubus, Prothese; vgl. Grundpflege↑

Mundraum: ggf. Größe, Lage und Aussehen/Farbe von Belägen der Zähne/Schleimhaut/Zunge; Feuchtigkeit; Schwellung↑; Verletzung↑; Rhagaden↑; Speichel; Blutung↑; Schmerzen↑; fehlende, kaputte, auffällige Zähne oder Zahnersatz; Passform von Zahnersatz; Mundgeruch

Mundschluss, inkompletter: konkrete Beschreibung der Mund- und Lippenhaltung bei der Nahrungsaufnahme, beim Kauen und in Ruhe; Auswirkungen auf die Nahrungsaufnahme; durchgeführte Information↑/Beratung↑/Anleitung↑ und deren Resultat; ggf. Zeitpunkt und Name des informierten Arztes; vgl. Aspiration↑, Atmung↑, Schluckstörung↑

Muskeltonus: Erhöhung oder Erniedrigung; Muskeln/Körperteile, anhand derer der Muskeltonus bestimmt bzw. der auffällige Muskeltonus beobachtet wurde; ggf. Auswirkungen auf den Alltag; Art und Resultat unternommener Maßnahmen; vgl. Lähmung↑

Mutismus: Situationen, in denen die pflegebedürftige Person spricht/nicht spricht; Personen, mit denen die pflegebedürftige Person spricht/nicht spricht; ggf. getroffene Absprachen↑

Muttermilchernährung: vgl. Stillen↑

Muttermilch, sondierte: vgl. Magensonde↑

Mykose: Lokalisation; Größe; Farbe; Oberfläche; ggf. Juckreiz↑; ggf. Art und Resultat unternommener Maßnahmen; durchgeführte Information↑/Beratung↑/Anleitung↑ und deren Resultat; ggf. Zeitpunkt und Name der informierten Ärztin

Myoklonien: Situation, in der die Myoklonien aufgetreten sind; betroffener Körperbereich; Dauer; ggf. angewandte Schutzmaßnahmen; ggf. entstandene Verletzungen↑;

Verhalten↑ nach den Myoklonien; ggf. Art, Dauer und Resultat weiterer Maßnahmen; ggf. Zeitpunkt und Name des informierten Arztes; vgl. Epileptischer Anfall↑

N

Nabelhernie: Größe; Hautfarbe↑; ggf. geäußerte Beschwerden; ggf. Art und Resultat unternommener Maßnahmen, z. B. Abpolsterung; Zeitpunkt und Name der informierten Ärztin

Nabelpflege: Vorhandensein und ggf. Farbe, Länge, Aussehen und Trocknungszustand des Nabelschnurrests; Abfall des Nabelschnurrests; Hautzustand↑ von Nabel/Nabelgrund nach Abfall des Nabels und Umgebung; durchgeführte Maßnahmen; benutztes Material; durchgeführte Information↑/Beratung↑/Anleitung↑ und deren Resultat

Nabelschnurkatheter: ggf. Nachblutungen; Ergebnis der Lagekontrolle; vgl. Venenkatheter, zentraler↑

Nachsorge, Untersuchungen: vgl. Untersuchungsnachsorge↑

Nachtrag: Datum und Zeitpunkt, an dem der Nachtrag vorgenommen wurde; Datum und Zeitpunkt, auf den sich der Nachtrag bezieht; konkrete Maßnahme oder Wahrnehmung, die nachzutragen ist. **Hinweis:** Nachträge sollten stets eine Ausnahme sein!

Naevus flammeus: vgl. Feuermal↑

Nagel: vgl. Fingernagel↑, Fußnagel↑

Nagelpflege: Umfang des Hilfebedarfs↑; verwandte Utensilien; ggf. beobachtete Auffälligkeiten; vgl. Fingernagel, auffälliger↑, Fußnagel, auffälliger↑, Fußpflege↑, Grundpflege↑

Nahrung anreichen: Art und Menge der Nahrung, ggf. deren Konsistenz; konkret benötigter Hilfebedarf↑; ggf. getroffene Absprachen↑; ggf. benötigte Hilfsmittel↑ bzw. bestimmtes Besteck; ggf. notwendige Motivation↑, z. B. zu kauen, zu trinken; ggf. Besonderheiten, z. B. häufiges Verschlucken

Nahrungsaufnahme: vgl. Ernährung↑

Nahrungskarenz: Zeitpunkt der letzten Nahrungsaufnahme mit Art und Menge der Nahrung; Zeitpunkt der letzten Flüssigkeitsaufnahme mit Art und Menge der Flüssigkeit; ggf. Äußerungen↑ der betroffenen Person, z. B. zu Hunger, Durst; durchgeführte Information↑/Beratung↑; ggf. in Verwahrung genommene Lebensmittel

Nahrungsmitteltoleranztest: genauer Zeitpunkt der Nahrungsaufnahme; wahrgenommene Symptome; Fehlen ggf. erwarteter

Symptome; ggf. Art und Resultat unternommener Maßnahmen, z. B. Beendigung der Nahrungszufuhr; ggf. Zeitpunkt und Name des informierten Arztes; vgl. allergische Reaktion ↑ **Hinweis:** Gerade bei stärkeren Unverträglichkeitsreaktionen, die es abzuklären gilt, ist es wichtig, auch zu dokumentieren, welche erwarteten Symptome nicht eingetreten sind – um den Zweifel auszuräumen, dass ggf. nur vergessen wurde, das Symptom/ die Symptome zu dokumentieren.

Nahrungsmittelunverträglichkeit: Art und Menge der Nahrung; Art der Unverträglichkeitssymptome; ggf. Art und Resultat unternommener Maßnahmen; ggf. Vitalzeichen ↑; durchgeführte Information ↑/Beratung ↑/Anleitung ↑ und deren Resultat; ggf. Zeitpunkt und Name der informierten Ärztin

Nahrungsverweigerung: Art der verweigerten Nahrung; ggf. Art und Menge unmittelbar zuvor aufgenommener Nahrung; ggf. Äußerungen ↑ der pflegebedürftigen Person; ggf. getroffene Absprachen ↑; ggf. Art und Resultat unternommener Maßnahmen; ggf. Zeitpunkt und Name des informierten Arztes; vgl. Ernährung ↑

Naht: Hautzustand ↑; ggf. geäußerte Beschwerden; vgl. Entzündung ↑, Wunde ↑, Wundversorgung ↑

Narbe: Lokalisation; Größe; Hautzustand ↑; ggf. Bewegungsbeeinträchtigungen

Narbenbildung: Lokalisation; ggf. Ursache; Länge und Breite; Hautzustand ↑; ggf. Art und Resultat unternommener Maßnahmen; ggf. Beschwerden, z. B. Schonhaltung ↑

Narbenhernie: Lokalisation; Größe; ggf. geäußerte Beschwerden, z. B. Schmerzen ↑; ggf. Art und Resultat unternommener Maßnahmen, z. B. Abpolsterung; Zeitpunkt und Name der informierten Ärztin

Nasenbluten: vgl. Epistaxis ↑

Nasenflügeln: vgl. Atmung ↑

Nasenpflege: Umfang des Hilfebedarfs ↑; verwandte Utensilien; Zustand der Nasenschleimhaut; ggf. Lage und Fixierung von Hilfsmitteln ↑, z. B. Magensonde; ggf. beobachtete Auffälligkeiten; vgl. Grundpflege ↑

Nebenwirkung: vgl. Arzneimittelintoleranz ↑

Neglect: bei erstmaligem Auftreten: Zeitpunkt; betroffene Körperseite; konkrete Beschreibung der Ausfallerscheinungen; Hilfebedarf ↑; ggf. Art und Resultat unternommener Maßnahmen; Zeitpunkt und Name des informierten Arztes; vgl. Lähmung ↑

Nekrose: vgl. Wunde ↑

Nesselsucht: vgl. Effloreszenzen ↑

Neugeborene: vgl. Erstversorgung↑, Reifezeichen↑

Neugeborenenakne: vgl. Effloreszenzen↑

Nierenfistel: Ergebnis der Lageprüfung; Bilanzierung↑; Beschreibung des Urins↑; ggf. Zeitpunkt und Name der informierten Ärztin; vgl. Wunde↑, Wundversorgung↑

Nissen: vgl. Kopfläuse↑

Notfall: vgl. Reanimation↑

Notfallmedikation: genauer Zeitpunkt der Einnahme; Grund der Einnahme (idealerweise ein vom Arzt festgelegter Indikator, z.B. wenn die Schmerzen größer als X auf einer 10-Stufen-Skala); Zeitpunkt des Wirkungseintritts; Beschreibung der Wirkung; ggf. Zeitpunkt und Name der informierten Ärztin; vgl. Arzneimitteleinnahme↑. **Hinweis:** Auch Notfallmedikamente bedürfen einer ärztlichen Anordnung.

Nykturie: Häufigkeit; Urinmenge; Situation des Einnässens, z.B. im Schlaf, auf dem Weg zur Toilette, Art und Resultat unternommener Maßnahmen; durchgeführte Information↑/Beratung↑/Anleitung↑ und deren Resultat; ggf. Hautzustand↑; ggf. Zeitpunkt und Name des informierten Arztes

Nystagmus: Dauer; Richtung; ggf. Begleitsymptome; ggf. Art und Resultat unternommener Maßnahmen; ggf. Zeitpunkt und Name der informierten Ärztin; vgl. Schwindel↑

O

Obstipation: letzter Stuhlgang↑; Beschreibung des letzten Stuhls↑; ggf. Schmerzen↑; Ernährung↑; Trinkverhalten↑; vermutete Ursachen; Art und Resultat unternommener Maßnahmen; durchgeführte Information↑/Beratung↑/Anleitung↑ und deren Resultat; ggf. Zeitpunkt und Name des informierten Arztes

Obstipationsprophylaxe: Art und Resultat unternommener Maßnahmen; durchgeführte Information↑/Beratung↑/Anleitung↑ und deren Resultat; vgl. Stuhl↑, Stuhlverhalt↑, Prophylaxe↑

Ödem: Lokalisation; Größe; Folgeprobleme, z.B. Bewegungseinschränkung↑; Art und Resultat unternommener Maßnahmen; ggf. Zeitpunkt und Name der informierten Ärztin

Ohrenpflege: Umfang des Hilfebedarfs↑; verwandte Utensilien; ggf. beobachtete Auffälligkeiten; vgl. Grundpflege↑

Ohrenschmalz: vgl. Zerumen↑

Ohrgeräusch: vgl. Tinnitus↑

Olfaktorische Stimulation: verwendete Materialien; Art der Anwendung; Reaktion der zu pflegenden Person

Olfaktorische Wahrnehmung: vgl. Wahrnehmungsstörung ↑

Oligurie: vgl. Miktion ↑, Urin ↑

OP-Pflege: vgl. Postoperative Pflege ↑, Präoperative Pflege ↑

Orale Stimulation: verwendete Materialien; Art der Anwendung; Reaktion der pflegebedürftigen Person

Orientierungsstörung: vgl. Desorientierung ↑

Orthese: Passform; ggf. Druckstellen/Hautzustand ↑; Kompetenz bzw. Hilfebedarf im Umgang mit der Orthese; durchgeführte Information ↑/Beratung ↑/Anleitung ↑ und deren Resultat; ggf. Zeitpunkt und Name des informierten Arztes und/oder Orthopädietechnikers

Orthopnoe: vgl. Atemprobleme ↑

Ovulationszyklus: vgl. Menstruation ↑

Oxymeter: vgl. Monitorüberwachung ↑

P

Panaritium: betroffener Finger; Ausmaß der Rötung; weitere Besonderheiten des Hautzustands ↑; ggf. Schmerzen ↑; ggf. Art und Resultat unternommener Maßnahmen; durchgeführte Information ↑/Beratung ↑/Anleitung ↑ und deren Resultat; ggf. Zeitpunkt und Name der informierten Ärztin; vgl. Entzündung ↑

Panik: Situation; ggf. konkreter Hintergrund/Auslöser; Verhalten ↑; Dauer der Panikattacke; ggf. begleitende somatische Beschwerden; ggf. Art und Resultat unternommener Maßnahmen; durchgeführte Information ↑/Beratung ↑/Anleitung ↑ und deren Resultat; ggf. getroffene Absprachen ↑; ggf. Zeitpunkt und Name des informierten Arztes

Papel: vgl. Effloreszenzen ↑

Paralyse: vgl. Lähmung ↑

Paraphimose: vgl. Phimose ↑

Parasitose: Lokalisation; Art bzw. Aussehen der Parasiten bzw. ihrer Hinterlassenschaften; Hautzustand ↑; eingeleitete (Hygiene-)Maßnahmen; Begleiterscheinungen, z. B. Juckreiz ↑, Schmerzen ↑; Zeitpunkt und Name der informierten Ärztin

Parese: vgl. Lähmung ↑

Parotitisprophylaxe: Art und Resultat unternommener Maßnahmen; durchgeführte Information ↑/Beratung ↑/Anleitung ↑ und deren Resultat; vgl. Mundpflege ↑, Prophylaxe ↑

PEG-Sonde: Hautzustand ↑ um die Eintrittsstelle; Nahrungsaufnahme ↑; Verträglichkeit der Nahrung

Peristaltik: Vorhandensein/Fehlen; Lokalisation; Zeitpunkt des Einsetzens (z. B. Stunden postoperativ); ggf. Wahrnehmungen des zu pflegenden Menschen, z. B. Geräusche, Bewegungen; ggf. sichtbare Bewegungen und deren Richtung; Begleitsymptome, z. B. Erbrechen ↑; ggf. Art und Resultat unternommener Maßnahmen; vgl. Stuhlgang ↑

Perspiratio: vgl. Schweiß ↑

Petechien: Lokalisation; Ausmaß; konfluierend oder nicht; ggf. Situation, nach der die Petechien aufgetreten sind; ggf. Zeitpunkt und Name des informierten Arztes

Pflege, aktivierende: vgl. Aktivierung ↑

Pflegeanamnese: vgl. Anamnese ↑, Strukturierte Informationssammlung ↑

Pflegebedarf: vgl. Assessment ↑

Pflegebericht (Pflegeverlaufsbericht): Der Pflegebericht stellt einen wesentlichen Bestandteil der Pflegedokumentation ↑ dar. Im Pflegebericht werden vor allem Wahrnehmungen ↑, tagesaktuelle Ereignisse und durchgeführte Maßnahmen, die nicht dauerhaft oder über einen längeren Zeitraum notwendig und entsprechend nicht in der Pflegeplanung ↑ bzw. Maßnahmenplanung ↑ geplant sind, dokumentiert. Damit ermöglicht der Pflegebericht anderen Pflegenden, bei Bedarf aber auch z. B. externen Gutachtern, die Pflegesituation einzuschätzen. Maßnahmen, die regelmäßig notwendig sind, werden vom gesamten Pflegeteam einheitlich nach einem schriftlich festgelegten Standard, der allen Beteiligten bekannt sein muss, durchgeführt. Sie müssen nicht im Pflegebericht dokumentiert werden. Auf diese Weise kann der Dokumentationsaufwand bei stetig wiederkehrenden Maßnahmen reduziert werden, solange bei diesen keine Besonderheiten auftauchen, die wiederum im Pflegebericht zu dokumentieren sind. Vgl. Immerso-Regel ↑

Pflegediagnose: Pflegediagnosen beschreiben das Problem, das dazu führt, dass eine Person Pflege benötigt. Pflegediagnosen sind vergleichbar mit dem ersten Schritt der Pflegeplanung ↑, also der Festlegung der Pflegeprobleme ↑.
Es gibt verschiedene Systeme, um Pflegediagnosen zu klassifizieren. Je nach Einrichtung kann eine freie Formulierung oder auch ein bestimmtes Vorgehen bei der Formulierung gefordert sein.

Pflegedokumentation: Die Pflegedokumentation enthält verschiedene Dokumente. Nicht für jeden zu pflegenden Menschen sind alle Dokumente notwendig. Zu den „Standarddokumenten" zählen

der Pflegeanamnesebogen bzw. der Bogen für die Strukturierte Informationssammlung ↑, der Pflegebericht ↑, der Durchführungsnachweis ↑ und der Bogen zur Pflegeplanung ↑ bzw. Maßnahmenplanung ↑. Hinzu kommen können bei Bedarf z. B. Assessmentinstrumente ↑, beispielsweise zum Schmerzassessment, detaillierte Protokolle, z. B. Trinkprotokoll, oder auch Fotodokumentationen, z. B. zur Wunddokumentation.
In diesem Buch steht der Pflegebericht im Mittelpunkt. In stichwortartigen Erklärungen wird aufgeführt, welche Inhalte in bestimmten Situationen, bei bestimmten Maßnahmen, Pflegeproblemen ↑ und Wahrnehmungen ↑ zu dokumentieren sind. Das heißt nicht, dass der Tag einer zu pflegenden Person komplett aufgezeichnet werden muss! Entscheidend ist, dass die Situation der betroffenen Person erkennbar und ihre Versorgung auch im Nachhinein noch nachvollziehbar ist. Wahrnehmungen bzw. Maßnahmen, die ihren Allgemeinzustand ↑ beeinflussen, sollten daher aus der Dokumentation hervorgehen.

Pflegeergebnis: vgl. Pflegeziele ↑

Pflegemaßnahmen: vgl. Maßnahmen ↑

Pflegenachweis: vgl. Durchführungsnachweis ↑

Pflegeplanung: Die Pflegeplanung stellt neben dem Pflegebericht ↑ einen wesentlichen Teil der Pflegedokumentation ↑ dar. Nach der Informationssammlung, also dem ersten Schritt des Pflegeprozesses ↑, dokumentiert die Pflegefachperson in der Pflegeplanung die Pflegeprobleme ↑ und die Ressourcen ↑ des zu pflegenden Menschen. Diese bespricht sie mit der pflegebedürftigen Person und gemeinsam legen sie für jedes Pflegeproblem ein Pflegeziel ↑ fest, also den Zustand oder die Fähigkeit, welche die zu pflegende Person erreichen möchte. Das Pflegeziel ↑ wird ebenfalls dokumentiert und mit einem Zeitpunkt versehen, bis zu dem es erreicht werden soll. Anschließend werden die notwendigen Maßnahmen mit der zu pflegenden Person vereinbart und schriftlich fixiert.
Die Pflegeplanung ist für das gesamte Pflegeteam verbindlich, denn oft kann ein Pflegeziel nur erreicht werden, wenn die geplanten Maßnahmen konsequent durchgeführt werden.
Spätestens zu dem dokumentierten Zeitpunkt wird mit der Evaluation ↑ überprüft, ob das Pflegeziel erreicht wurde. Ist dies der Fall, beurteilen Pflegefachperson

und zu pflegender Mensch, ob das Problem gelöst wurde und aus der Pflegeplanung gestrichen werden kann. Wurde das Pflegeziel nicht oder nicht ganz erreicht, klärt die Pflegefachperson, warum es nicht erreicht wurde. Sie überlegt, ob das Pflegeziel und/oder die geplanten Maßnahmen anzupassen sind. Anschließend aktualisiert sie in Absprache mit der betroffenen Person die Pflegeplanung.
Fortlaufende Pflegeziele, z. B. bei einem bettlägerigen Menschen einen Dekubitus zu vermeiden, werden nicht mit einem Zielzeitpunkt versehen. Die Angemessenheit und Effektivität der geplanten und durchgeführten Maßnahmen ist dennoch regelmäßig zu prüfen, damit das fortlaufende Ziel erreicht wird.
Im Auftrag des Bundesministeriums für Gesundheit fand in 2013/2014 für den Bereich der ambulanten und stationären Langzeitpflege ein Projekt statt. Dieses hatte zum Ziel, die Pflegedokumentation zu optimieren, also mit geringerem Aufwand die Ziele der Pflegedokumentation trotzdem zu erreichen. In dem Projekt machte man die Erfahrung, dass der Pflegeprozess ↑ auf vier Schritte verkürzt werden kann. Der Dokumentationsaufwand wurde dadurch geringer [2]. Vgl. Maßnahmenplanung ↑

Pflegeprobleme: Pflegeprobleme werden in der Pflegeplanung ↑ und stets aus der Sicht des zu pflegenden Menschen dokumentiert. Eine konkrete Beschreibung der Pflegeprobleme ist notwendig, damit sich eine Veränderung – also die Verbesserung oder Verschlechterung – des Pflegezustands ↑ bewerten lässt. Dies ist notwendig, um in der Evaluation ↑ zu beurteilen, ob und wie die geplanten und durchgeführten Maßnahmen das Pflegeproblem beeinflusst haben.
Da sich die Situation des pflegebedürftigen Menschen verändert, ist die Dokumentation der Pflegeprobleme nie abgeschlossen. Neu hinzugekommene Pflegeprobleme werden in die Pflegeplanung aufgenommen. Probleme, deren Ausmaß inzwischen weniger gravierend ist oder die ggf. sogar behoben sind, werden entsprechend gekennzeichnet.
Die Qualität der Dokumentation von Pflegeproblemen beeinflusst die gesamte Pflege. Idealerweise sollte die Problemformulierung daher benennen: konkretes Problem, Ursache bzw. Einflussfaktoren und deren Wirkung, Symptom, anhand dessen das Problem erkennbar wird oder das sich infolge des Problems zeigt. Problem und Symptom können identisch sein. In diesem Fall ist eine

Doppeldokumentation zu vermeiden. Der Hilfebedarf ↑ der pflegebedürftigen Person sollte aus der Problemformulierung klar hervorgehen.

Pflegeprozess: Der Pflegeprozess spiegelt sich in der Pflegedokumentation ↑ wider. Die Informationen werden zunächst im Rahmen der Anamnese ↑ gesammelt, ggf. mittels Assessmentinstrumenten ↑, aber auch fortlaufend im Pflegebericht ↑ erweitert, wenn sich die Pflegesituation verändert. Pflegeprobleme ↑, Ressourcen ↑, Pflegeziele ↑ und geplante Maßnahmen werden in der Pflegeplanung ↑ dokumentiert. Die Durchführung der Maßnahmen wird im Durchführungsnachweis ↑ abgezeichnet und ggf. aufgetretene Besonderheiten, Abweichungen von den geplanten Maßnahmen, aber auch Wahrnehmungen ↑ werden im Pflegebericht dokumentiert. In besonderen Fällen werden zusätzliche Protokolle, z. B. Hustenprotokoll, genutzt. Die Evaluation ↑ schließlich, bei der die Ergebnisse der Pflege bewertet werden, spiegelt sich in der aktualisierten Pflegeplanung und bei Bedarf in ergänzenden Beschreibungen im Pflegebericht wider.
Im Auftrag des Bundesministeriums für Gesundheit fand in 2013/2014 für den Bereich der ambulanten und stationären Langzeitpflege ein Projekt zur Effizienzsteigerung der Pflegedokumentation statt. Dieses hatte zum Ziel, die Pflegedokumentation zu optimieren, also mit geringerem Aufwand die Ziele der Pflegedokumentation trotzdem zu erreichen. Qualitativ schlechter wurde die Pflegedokumentation bei diesem Vorgehen nicht. Im Rahmen des Projekts wurde der Pflegeprozess in den folgenden vier Schritten dargestellt:
1. Strukturierte Informationssammlung ↑, 2. Maßnahmenplanung ↑,
3. Durchführung der Maßnahmen,
4. Evaluation ↑ [2].

Pflegerelevante Kontextkategorien: vgl. Strukturierte Informationssammlung ↑

Pflegestandard: Pflegestandards können den Dokumentationsaufwand reduzieren (vgl. Immerso-Regel ↑). Allerdings ist es ein Trugschluss, durch viele Pflegestandards die Dokumentation abschaffen zu können, denn der Pflegebedarf ↑ der pflegebedürftigen Person ist individuell verschieden – und muss entsprechend aus der Dokumentation hervorgehen. Zudem gibt es immer wieder Gründe, vom Pflegestandard abzuweichen – auch diese Gründe sollten aus der Dokumentation hervorgehen. Nicht zuletzt ist in der Dokumentation ein Bezug auf einen Pflegestandard nur dann sinnvoll, wenn der Pflegestandard den Pflegenden auch gut bekannt ist, das heißt, wenn sie bei Bedarf Fragen zum Standard auch frei beantworten können.

Pflegevisite: Teilnehmer; Äußerungen ↑ und Sicht der zu pflegenden Person, z. B. zu ihrem Hilfebedarf ↑, Problemen, Auffälligkeiten; Beratung ↑, ggf. getroffene Absprachen ↑. **Hinweis:** Auswirkungen der Pflegevisite, z. B. auf die Pflegeplanung ↑ bzw. Maßnahmenplanung ↑, werden an entsprechender Stelle, also z. B. in Form einer aktualisierten Pflegeplanung bzw. Maßnahmenplanung, dokumentiert. Informationen, die andere Berufsgruppen betreffen, werden – mit Einverständnis der pflegebedürftigen Person – an die jeweiligen Vertreter der Berufsgruppen weitergegeben.

Pflegeziele: Das Pflegeziel wird in zweifacher Hinsicht dokumentiert. Im Rahmen der Pflegeplanung ↑ wird das angestrebte Pflegeziel nach sogenannten SMART-Kriterien festgehalten. Das heißt: Das Pflegeziel sollte **s**pezifisch, **m**ess- bzw. beobachtbar, **a**kzeptabel, also auch von der zu pflegenden Person erwünscht, **r**ealistisch und **t**erminiert sein. Erfüllen Pflegeziele die oben genannten Kriterien, kann ihre Erreichung leicht überprüft werden.
Fortlaufende Pflegeziele, z. B. das dauerhafte Pflegeziel, dass ein bettlägeriger Mensch keine Kontraktur ↑ entwickelt, müssen nicht terminiert sein, sie sollten jedoch regelmäßig auf ihre Aktualität überprüft werden.
Auf der anderen Seite wird das tatsächlich erreichte – oder auch nicht oder nur teilweise erreichte – Pflegeziel aus der Pflegedokumentation ↑ deutlich. Besteht das Pflegeziel z. B. darin, eine bestimmte Menge am Tag zu trinken, kann das Ergebnis bzw. die Zielerreichung aus dem Trinkprotokoll bzw. dem Pflegebericht ↑ abgelesen werden, in dem dokumentiert wurde, wann die zu pflegende Person wie viel getrunken hat.
Im Rahmen der Strukturierten Informationssammlung (SIS) ↑ werden die Pflegeziele nicht dokumentiert. Grund dafür ist, dass die Pflegeziele den Pflegefachpersonen anhand der Informationssammlung in Kombination mit ihrem Fachwissen bekannt sein sollten.

Pflegezustand: Reinigungszustand von Haut, Haaren, Nägeln, Zähnen, ggf. Intimbereich; Geschmeidigkeit der Haut; Status von Hautverletzungen und deren Versorgungszustand; Sauberkeit und Angemessenheit der Kleidung bezüglich der Wetterlage; Angemessenheit der

Schuhe bezüglich Größe und Wetterlage; vgl. Allgemeinzustand ↑; Ernährungszustand ↑

Phimose: ggf. Ursache (bei Paraphimose); Hautzustand ↑ von Eichel und Vorhaut; ggf. Schmerzen ↑; Art und Resultat unternommener Maßnahmen; durchgeführte Information ↑/Beratung ↑/Anleitung ↑ und deren Resultat; ggf. Zeitpunkt und Name der informierten Ärztin

Phobie: auslösende Situation oder auslösendes Objekt; Reaktion bzw. Symptome auf die Situation/das Objekt; ggf. Vermeidungsverhalten; Auswirkungen auf den Alltag; ggf. Art und Resultat unternommener Maßnahmen; durchgeführte Information ↑/Beratung ↑/Anleitung ↑ und deren Resultat; ggf. getroffene Absprachen ↑

Phototherapie: vgl. Fototherapie ↑

Physikalische Anwendung: Art und Dauer; ggf. besondere benutzte Gegenstände/Utensilien; Reaktion der zu pflegenden Person auf die Anwendung

Pigmentstörung: Lokalisation; Größe; Farbe; ggf. Erhabenheit; ggf. Zeitpunkt und Name des informierten Arztes

Pilzinfektion: vgl. Mykose ↑

Plegie: vgl. Lähmung ↑

Pleuradrainage: vgl. Drainage ↑

Plexusparese: vgl. Lähmung ↑

Pneumonieprophylaxe: Art und Resultat unternommener Maßnahmen; durchgeführte Information ↑/ Beratung ↑/Anleitung ↑ und deren Resultat; vgl. Aspirationsprophylaxe ↑, Atemübungen ↑, atemunterstützende Positionierung ↑, Husten ↑, Prophylaxe ↑

Pollakisurie: Harnmenge; Häufigkeit des Urinverlusts; Hautzustand ↑; ggf. Begleiterscheinungen, z. B. sozialer Rückzug; Art, Nutzen und Kompetenz im Umgang mit Hilfsmitteln ↑; Art und Resultat unternommener Maßnahmen; durchgeführte Information ↑/Beratung ↑/ Anleitung ↑ und deren Resultat; ggf. Zeitpunkt und Name der informierten Ärztin, vgl. Inkontinenz ↑, Miktion ↑, Urin ↑

Portkatheter: Punktion und Kanülenwechsel; ggf. dabei aufgetretene Besonderheiten; Hautzustand ↑ über und um den Port; Art und Resultat durchgeführter Maßnahmen, z. B. Spülung ↑; Verband ↑; durchgeführte Information ↑/Beratung ↑/Anleitung ↑; Probleme, z. B. Schwellung ↑, auch in nicht unmittelbarer Nähe des Ports; ggf. Zeitpunkt und Name des informierten Arztes

Positionierung: Position, ggf. mit ca.-Gradangabe; Richtung/Seite; Positionswechsel; benutzte Hilfsmittel ↑ und deren Position; Toleranz der Position; vgl. atemunterstützende Positionierung ↑, Bewegungsplan ↑, Dehnlagerung ↑, Drainagelagerung ↑, Halbmondlagerung ↑

Postoperative Pflege: schlafende bzw. wache Phasen; Orientierung bzw. Desorientierung ↑; Vitalzeichen ↑; ggf. Pupillenreaktion ↑; Äußerungen ↑; ggf. Art und Resultat unternommener Maßnahmen, z.B. Verbandkontrolle; besondere Vorkommnisse, z.B. Erbrechen ↑; Art, Menge und Verträglichkeit der ersten Flüssigkeits- bzw. Nahrungsaufnahme; durchgeführte Information ↑/Beratung ↑/Anleitung ↑

Präoperative Pflege: letzte Nahrungs- und Flüssigkeitsaufnahme; genauer Zeitpunkt der Prämedikation; ggf. Art und Resultat unternommener Maßnahmen; vgl. Angst ↑, Rasur ↑, Vitalzeichen ↑

Prävention: vgl. Gesundheitsförderung ↑, Prophylaxe ↑

Probenentnahme: Art der Probe; ggf. selbst ermitteltes Ergebnis; ggf. besonderes Labor/Einrichtung, an das/die die Probe übermittelt wurde

Probleme: vgl. Pflegeprobleme ↑

Prophylaxe: vgl. Aspirationsprophylaxe ↑, Bettlägerigkeitsprophylaxe ↑, Dehydratationsprophylaxe ↑, Dekubitusprophylaxe ↑, Intertrigoprophylaxe ↑, Kontrakturprophylaxe ↑, Obstipationsprophylaxe ↑, Parotitisprophylaxe ↑, Pneumonieprophylaxe ↑, Sturzprophylaxe ↑, Thromboseprophylaxe ↑. **Hinweis:** Prophylaxen sind in den meisten Fällen über längere Zeit notwendig und sollten daher als Maßnahmen in der Pflegeplanung ↑ bzw. Maßnahmenplanung ↑ dokumentiert werden. Gerade wenn eine Prophylaxe jedoch erst neuerlich notwendig ist, macht es Sinn, die konkret durchgeführten Maßnahmen im Pflegebericht zu dokumentieren.

Prothese: Passform; ggf. Druckstellen/Hautzustand ↑; Kompetenz und Hilfebedarf im Umgang mit der Prothese; durchgeführte Information ↑/Beratung ↑/Anleitung ↑ und deren Resultat; ggf. Zeitpunkt und Name der informierten Ärztin und/oder Orthopädietechnikerin

Psychische Situation: Äußerungen ↑; Gestik ↑; Mimik ↑; Ängste ↑; Sorgen ↑; Verhalten ↑; soziale Kontakte; Hilfebedarf ↑; ggf. Art und Resultat unternommener Maßnahmen; durchgeführte Information ↑/Beratung ↑/Anleitung ↑ und deren Resultat; ggf. getroffene Absprachen ↑; ggf. Zeitpunkt und Name informierter Personen

Ptosis: betroffenes Auge; komplettes oder teilweises Herunterhängen des Lids; ggf. Zeitpunkt und Name des informierten Arztes

Pulsmessung: Körperstelle; ermittelte Pulsfrequenz; vorhergehende Situation; ggf. Art und Resultat unternommener Maßnahmen; vgl. Monitorüberwachung ↑

Pupillenreaktion: Reiz und darauf folgende Reaktion; ggf. Zeitpunkt und Name der informierten Ärztin

Pustel: vgl. Effloreszenzen ↑

Pyurie: vgl. Urin ↑

Q

Quaddel: vgl. Effloreszenzen ↑

Quarantäne: Personen, die Kontakt zu der zu pflegenden Person haben dürfen/haben; ggf. zusätzliche einzuhaltende Schutzmaßnahmen; ggf. Zwischenfälle mit Art und Zeitpunkt. **Hinweis:** Die Namen der ggf. von einem Zwischenfall ↑ betroffenen Personen sind in deren eigenen Unterlagen, nicht im Pflegebericht ↑ der isolierten Person, zu dokumentieren.

Querschnittlähmung: vgl. Lähmung ↑

R

Rasselgeräusche: vgl. Atmung ↑

Rasur: Lokalisation; Art (nass/trocken); ggf. Verletzungen ↑; unternommene Maßnahmen. **Hinweis:** Wurde eine Haarkürzung vorgenommen, sollte dies ebenso aus der Dokumentation hervorgehen. Gleiches gilt für eine Haarentfernung mittels einer Enthaarungscreme.

Rauchen: vgl. Suchtmittelmissbrauch ↑

Rauschmittelkonsum: vgl. Suchtmittelmissbrauch ↑

Reaktion: vgl. Wirkung ↑

Reanimation: Situation, in der die Reanimationsnotwendigkeit erkannt wurde; Vitalzeichen ↑ vor der Reanimation; genauer Zeitpunkt des Beginns und Dauer; Art und Resultat unternommener Maßnahmen; Reaktion auf die Maßnahmen; Vitalzeichen nach der Reanimation; Zeitpunkt und Name bzw. Funktion (z. B. Dienstarzt) des informierten Arztes; Maßnahmen der Behandlungspflege ↑, die auf Anordnung des Arztes durchgeführt wurden; vgl. Defibrillation ↑

Reifezeichen, des Neugeborenen: Hautfarbe ↑; Verteilung der Käseschmiere ↑; Verteilung der Lanugobehaarung ↑; Ausprägung des Nasen- und Ohrknorpels; Niveau der Areola (Warzenhof); Tastbarkeit der Mamillen; Länge der Finger- und Zehennägel (bis zur Finger-/Zehenkuppe oder nicht); Tastbarkeit der Hoden im Hodensack; Verhältnis der großen zu den kleinen Labien; Verlauf der Falten der Fußsohlen; vgl. Gewicht ↑; Körperlänge ↑; Kopfumfang ↑

Reinigungseinlauf: vgl. Abführmaßnahme↑

Rektumprolaps: vgl. Analprolaps↑

Ressourcen: Die Dokumentation der Ressourcen ist Teil des Pflegeprozesses↑. Dokumentiert werden die Ressourcen, die ein Pflegeproblem↑ mindern bzw. die Einschränkungen durch ein Pflegeproblem aufheben. Ressourcen werden stets aus der Sicht der zu pflegenden Person formuliert. Da sich auch Ressourcen verändern, ist stets ihr aktueller Stand zu dokumentieren. Die Qualität der Dokumentation der Ressourcen beeinflusst die gesamte Pflegeplanung↑. Idealerweise sollte die Ressourcenformulierung daher beinhalten: konkrete Fähigkeit, ggf. dazu notwendige Hilfsmittel↑; Pflegeproblem, das durch die Ressource minimiert/aufgehoben wird.

Resultat: vgl. Wirkung↑

Rhagade: Lokalisation; Größe; Hautzustand↑ der umliegenden Haut; ggf. Art und Resultat unternommener Maßnahmen

Rhinitis: Farbe und Konsistenz des Sekrets↑; Möglichkeit der Nasenatmung; ggf. Wundsein der Haut um die Nase; ggf. Art und Resultat unternommener Maßnahmen; ggf. Zeitpunkt und Name der informierten Ärztin

Rigor: lokal/betroffener Körperteil oder generalisiert; begleitende Symptome, z. B. Schmerz↑; ggf. Art und Resultat unternommener Maßnahmen; durchgeführte Information↑/Beratung↑/Anleitung↑ und deren Resultat; ggf. Zeitpunkt und Name des informierten Arztes; vgl. Hilfebedarf↑

Risikoeinschätzung, allgemeine: Gerade im Rahmen der Nationalen Expertenstandards ist immer wieder von Screening oder allgemeiner Risikoeinschätzung die Rede. Hier geht es darum, potenzielle Risiken, die eine pflegebedürftige Person mit sich bringen könnte, möglichst früh zu erkennen. Gleichzeitig grenzt sich die allgemeine Risikoeinschätzung von der differenzierten Risikoeinschätzung↑ ab, indem sie weniger aufwendig ist. Gefragt ist vor allem das Fachwissen der Pflegefachperson. Beurteilt sie z. B., dass ein Mensch nicht von einem Dekubitus gefährdet ist, weil er mobil, seine Haut intakt und er keinem Druck ausgesetzt ist, so ist eine differenzierte Risikoeinschätzung bzw. ein aufwendiges Assessment↑ erst gar nicht notwendig. Dass die Risikoeinschätzung durchgeführt wurde, ist jedoch in jedem Fall zu dokumentieren, auch wenn sich kein Risiko ergeben hat. Vgl. Risikomatrix↑

Risikoeinschätzung, differenzierte: vgl. Assessment ↑

Risikomatrix: Die Risikomatrix ist Teil der Strukturierten Informationssammlung ↑. Die Pflegefachperson nimmt eine erste Einschätzung vor, ob Risiken in den Bereichen Dekubitus ↑, Sturz ↑, Schmerz ↑, Inkontinenz ↑, Ernährung ↑ oder ggf. in einem anderen individuellen Bereich vorliegen. Nur wenn dies bejaht wird, ist ein differenziertes Assessment ↑ notwendig.
Die Risikomatrix dient also auch dazu, unnötigen Aufwand für solche Assessments zu reduzieren, für die ein pflegebedürftiger Mensch keine Risikofaktoren aufweist.
Für die ambulante Pflege sieht die Risikomatrix zusätzlich Felder vor, in denen eine Beratung ↑, die zu einem oder mehreren der oben genannten Bereiche stattgefunden hat, vermerkt werden kann. Ist eine weitere Beratung notwendig, ist diese in der Maßnahmenplanung ↑ zu vermerken [2, 5]. Allerdings kann auch in der stationären Pflege eine Beratung notwendig sein, die ebenfalls an geeigneter Stelle zu dokumentieren ist [14]. Vgl. Risikoeinschätzung, allgemeine ↑

Rissverletzung: Ursache; ggf. vorangehende Situation; Lokalisation; konkrete Beschreibung der Verletzung, z. B. glatter oder ausgefranster Riss; Länge; Austritt von Blut; ggf. Verunreinigungen; Art und Resultat unternommener Maßnahmen; Zeitpunkt und Name der informierten Ärztin. **Hinweis:** Erstellt die Ärztin die Anamnese zur Rissverletzung, dokumentiert sie die oben genannten Informationen. Eine Doppeldokumentation durch die Pflegenden ist weder notwendig noch sinnvoll. Den Pflegenden obliegt es, den Verlauf der Wundheilung nach jeder Wundversorgung ↑ zu dokumentieren, sofern sie diese ohne Ärztin durchführen, ansonsten dokumentiert die Ärztin die Wundversorgung. Vgl. Wunde ↑

Rituale: vgl. Gewohnheiten ↑

Rooming-in, postpartal: Zeiten, in denen die Mutter das Neugeborene von Pflegefachpersonen betreuen lässt; Gründe; Hilfebedarf ↑

Rötung: Lokalisation; Größe; Stärke der Rötung; ggf. weitere Auffälligkeiten der Haut; begleitende Symptome, z. B. Erwärmung; ggf. Art und Resultat unternommener Maßnahmen

Ruhetremor: Dauer; Situation des Auftretens; betroffener Muskel/Körperteil; ggf. Folgen, z. B. entstehender Hilfebedarf ↑, Auswirkungen auf die Lebensführung; Entwicklung des Tremors bei Aktivität; ggf. Zeitpunkt und Name des informierten Arztes; vgl. Aktionstremor ↑

S

Sammelurin: Sammelzeitraum; gesammelte Gesamtmenge; ggf. zugegebene Zusätze, sofern angeordnet; ggf. Zwischenfälle/Probleme bei der Sammlung

Sauerstoffgabe: Verabreichungsart, z. B. Brille, Maske; verabreichte Menge (l/Minute oder Prozentangabe); Sauerstoffsättigung; Vitalzeichen↑; Bewusstseinslage bzw. ggf. Bewusstseinsstörung↑; Hautfarbe↑; Zustand der Mund- bzw. Nasenschleimhaut; vgl. Atemnot↑, Atemprobleme↑, Atmung↑, Beatmung↑

Saugen, zur Beruhigung: vgl. Beruhigungssauger↑, Daumenlutschen↑

Saugreflex: Vorhandensein/Fehlen, ggf. alternative Reaktion des Kindes

Scabies: vgl. Parasitose↑, Hautzustand↑

Scham: Scham ist ein natürliches Gefühl, gerade wenn fremde Menschen sehr nahen Körperkontakt aufnehmen , z. B. bei der Intimpflege↑ oder Anlage eines Blasenkatheters↑. Scham ist somit eine Wahrnehmung, die im Allgemeinen nicht im Pflegebericht↑ zu dokumentieren ist, weil sie normal ist. Vielmehr sollten Pflegende stets darauf achten, die Schamgefühle eines pflegebedürftigen Menschen nicht zu verletzen bzw. Schamgrenzen nach Möglichkeit nicht zu überschreiten. Tritt Scham jedoch in ungewöhnlich hohem oder ungewöhnlich niedrigem Maß auf, sodass man von einem auffälligen Verhalten↑ sprechen kann, sollte dies im Pflegebericht dokumentiert werden. Dokumentiert werden: Situation; konkretes Verhalten↑; ggf. Art und Resultat unternommener Maßnahmen, z. B. auch Abbruch der Maßnahme; ggf. getroffene Absprachen↑.

Schielen: betroffenes Auge; Richtung; ggf. Einflussfaktoren, z. B. Müdigkeit, Tragen der Brille, und deren Wirkung; ggf. Auswirkungen auf die Selbstständigkeit; ggf. Zeitpunkt und Name der informierten Ärztin bei plötzlichem, erstmaligen Auftreten des Schielens

Schlaf: Dauer; Rhythmus (insbesondere bei Säuglingen und Kleinkindern); Gewohnheiten↑; Schlafposition↑; ggf. Auffälligkeiten, z. B. Schnarchen↑, plötzliches Einschlafen; vgl. Durchschlafstörung↑, Einschlafstörung↑

Schlafapnoe: konkrete Beobachtung; Art und Resultat unternommener Maßnahmen; Vitalzeichen↑; Zeitpunkt und Name des informierten Arztes. Bei bekannter Schlafapnoe: Hilfsmittelnutzung; ggf. Vitalzeichen; durchgeführte Information↑/Beratung↑/Anleitung↑ und deren Resultat; vgl. Schlaf↑

Schlaflosigkeit: vgl. Durchschlafstörung ↑, Einschlafstörung ↑

Schlafposition und -umgebung: Position ↑; ggf. benutzte Hilfsmittel ↑; ggf. bestimmte/besondere Kleidung; weitere Gegenstände im/am Bett, z. B. Kirschkernkissen, Stofftier und deren Position

Schlafstörung: vgl. Durchschlafstörung ↑, Einschlafstörung ↑

Schlafwandeln: Dauer; Ansprechbarkeit; Wege; Handlungen; ggf. Art und Resultat unternommener Maßnahmen; Situation nach dem Schlafwandeln; ggf. Zeitpunkt und Name der informierten Ärztin

Schlaganfall: vgl. Apoplex ↑

Schleim: vgl. Exsudat ↑, Sekret ↑

Schluckauf: Dauer; ggf. Beeinträchtigung des Alltags; ggf. Art und Resultat unternommener Maßnahmen; ggf. Zeitpunkt und Name des informierten Arztes

Schluckstörung: Situation des ersten Auftretens; konkrete Beschreibung der Schluckstörung; ggf. Art und Resultat unternommener Maßnahmen; Speisen bzw. Konsistenz, welche die zu pflegende Person ohne Probleme schlucken kann; notwendige Unterstützungsmaßnahmen; ggf. hilfreiche Körperhaltung beim Schlucken; durchgeführte Information ↑/Beratung ↑/Anleitung ↑ und deren Resultat; ggf. Zeitpunkt und Name der informierten Ärztin; vgl. Aspiration ↑, Schlucktraining ↑

Schlucktraining: Art der durchgeführten Übungen und Dauer des Trainings bzw. Anzahl der Wiederholungen; ggf. verwandte Flüssigkeiten, Speisen oder Hilfsmittel; ggf. konkrete Konsistenz; ggf. Wärme der Speisen/Flüssigkeiten; ggf. Durchführung mit oder ohne Zahnprothese; Resultat des Trainings; durchgeführte Information ↑/Beratung ↑/Anleitung ↑ und deren Resultat; vgl. Aspiration ↑, Schluckstörung ↑

Schmerzen: Dauer und Verlaufsmuster; Lokalisation und ggf. Ausstrahlungsmuster; Qualität; Stärke laut Schmerzskala bei Ruhe/Bewegung mit Erfassungszeitpunkt und Art der Skala ↑; als akzeptabel empfundenes Schmerzmaß; Stabilität/Instabilität der Schmerzsituation; Ergebnis der Wirksamkeitsprüfung unternommener Maßnahmen; vereinbarter Zeitpunkt der nächsten Wirksamkeitsprüfung; ggf. verdeckte Anzeichen von Schmerzen, z. B. Mimik ↑; Faktoren, die den Schmerz lindern/verstärken; Arzneimitteleinnahme ↑; Arzneimitteltoleranz ↑; Art der angewandten nicht medikamentösen Maßnahmen; Einschränkungen der Alltagsgestaltung; Wünsche zur Alltagsgestaltung; getroffene Absprachen ↑; Hilfebedarf ↑; durchgeführte Information ↑/Beratung ↑/Anleitung ↑ und deren Resultat; Namen von Personen, die zur Schmerzeinschätzung und Behandlung hinzugezogen wurden. Bei neu auftretenden Schmerzen, sofern bekannt: Ursache der Schmerzen. **Hinweis:** Im Sinne des Expertenstandards zum Schmerzmanagement des DNQP ist jede pflegebedürftige Person zu fragen, ob sie aktuell Schmerzen hat, unter wiederkehrenden Schmerzen leidet (die sich ggf. aktuell nicht zeigen) und ob mit schmerzbedingten Problemen zu rechnen ist [11]. Handelt es sich um eine chronische Schmerzsituation, entfällt die regelmäßige Dokumentation einiger der oben genannten Merkmale, z. B. der schmerzverstärkenden Faktoren, welche sich typischerweise nicht ständig ändern. Die Pflegefachperson entscheidet mit ihrem Fachwissen, was zu dokumentieren ist. Findet das Schmerzassessment mittels Assessmentinstrument statt, werden die Erkenntnisse auf dem entsprechenden Dokumentationsbogen notiert. Vgl. Risikomatrix ↑

Schnarchen: Dauer; ggf. Besonderheiten, z. B. Apnoe ↑; ggf. Zeitpunkt und Name des informierten Arztes

Schnittwunde: Ursache; Lokalisation; Größe; ggf. Stärke der Blutung ↑; ggf. Verunreinigungen; Art und Resultat unternommener Maßnahmen; Zeitpunkt und Name der informierten Ärztin. **Hinweis:** Erstellt die Ärztin die Anamnese zur Schnittwunde, dokumentiert sie die oben genannten Informationen. Eine Doppeldokumentation durch die Pflegenden ist weder notwendig noch sinnvoll. Den Pflegenden obliegt es, den Verlauf der Wundheilung nach jeder Wundversorgung ↑ zu dokumentieren, sofern sie diese ohne Ärztin durchführen, ansonsten dokumentiert die Ärztin die Wundversorgung. Vgl. Wunde ↑

Schnuller: vgl. Beruhigungssauger ↑

Schnupfen: vgl. Rhinitis ↑

Schock: vorangehende Situation; Vitalzeichen ↑; Art und Resultat unternommener Maßnahmen; Zeitpunkt und Name des informierten Arztes; vgl. Bewusstlosigkeit ↑, Reanimation ↑

Schonatmung: vgl. Atemprobleme ↑

Schonhaltung: betroffener Körperbereich; konkrete Haltung des Körperbereichs; ggf. Schmerzen ↑, Kraftlosigkeit; resultierende Einschränkungen; durchgeführte Information ↑/Beratung ↑/Anleitung ↑ und deren Resultat; ggf. Zeitpunkt und Name der informierten Ärztin

Schreien, Säugling: Dauer; ggf. Länge von Unterbrechungen; Beschreibung der Laute; ggf. vorangehende Situation; durchgeführte Maßnahmen und deren Resultat; vgl. Gestik ↑, Mimik ↑, Verhalten ↑. **Hinweis:** Ein Schreiprotokoll kann einerseits helfen, die unterschiedlichen Bedürfnisse des Säuglings auch an der Art des Schreiens zu erkennen. Andererseits kann dadurch ggf. ein Zusammenhang mit durchgeführten Maßnahmen, die das Schreien auslösen bzw. die zur Beruhigung des Kindes führen, erkannt werden. Vgl. Weinen↑

Schulung: Thema; Ziel; geschulte Person(en); ggf. vorab gegebene Information↑ oder Beratung↑; Resultat der Schulung, z. B. Verständnis, Unsicherheiten; ggf. getroffene Absprachen↑, z. B. nächstes Schulungsthema; vgl. Anleitung↑

Schuppenbildung: Lokalisation; Größe der betroffenen Hautfläche; Hautzustand↑; Beschreibung der Schuppen; ggf. Begleiterscheinungen, z. B. Juckreiz↑; durchgeführte Information↑/Beratung↑/ Anleitung↑ und deren Resultat; ggf. Art und Resultat unternommener Maßnahmen; vgl. Hautzustand↑

Schürfwunde: Ursache; Lokalisation; Größe; ggf. Stärke der Blutung↑; ggf. Verunreinigungen; ggf. Begleitsymptome, z. B. Schmerzen↑; Art und Resultat unternommener Maßnahmen; ggf. Zeitpunkt und Name des informierten Arztes. **Hinweis:** Erstellt der Arzt die Anamnese zur Schürfwunde, dokumentiert er die oben genannten Informationen. Eine Doppeldokumentation durch die Pflegenden ist weder notwendig noch sinnvoll. Den Pflegenden obliegt es, den Verlauf der Wundheilung nach jeder Wundversorgung↑, die sie ohne den Arzt durchführen, zu dokumentieren. Vgl. Wunde↑

Schüttelfrost: Körpertemperatur↑; Art und Resultat unternommener Maßnahmen; ggf. Zeitpunkt und Name der informierten Ärztin; vgl. Fieber↑

Schutzisolation: Dauer; Art bzw. konkrete Maßnahmen (ggf. auf Hausstandard verweisen); durchgeführte Information↑/Beratung↑/ Anleitung↑ und deren Resultat

Schwangerschaftstest: vgl. Untersuchung↑

Schweißausbruch: Situation, insbesondere Ruhe oder Belastung; kalter oder warmer Schweiß; ggf. Ausmaß bzw. Lokalisation, z. B. nur an den Händen oder generalisiert; ggf. Art und Resultat unternommener Maßnahmen

Schwellung: Lokalisation; Größe; Hautfarbe↑; ggf. Schmerzen↑; ggf. Auswirkungen auf die Alltagsgestaltung, z. B. Bewegungseinschränkung↑; ggf. vorangehende Situation, sofern (vermutlich) ursächlich für die Schwellung; ggf. Art und Resultat unternommener Maßnahmen; ggf. Zeitpunkt und Name des informierten Arztes

Schwiele: Lokalisation; Größe; ggf. Dicke; Auswirkungen im Alltag; ggf. Art und Resultat unternommener

Maßnahmen; durchgeführte Information↑/Beratung↑/Anleitung↑ und deren Resultat

Schwindel: Situation des Auftretens; konkrete Beschreibung, wie sich der Schwindel geäußert hat; ggf. Begleitsymptome, z. B. Erbrechen↑; ggf. Folgen/Verletzungen↑; Art, ggf. Dauer und Resultat unternommener Maßnahmen; ggf. Zeitpunkt und Name der informierten Ärztin; Verhalten↑ nach dem Schwindelanfall; durchgeführte Information↑/Beratung↑/Anleitung↑ und deren Resultat; vgl. Gleichgewichtsstörung↑

Schwitzen: vgl. Schweißausbruch↑

Screening: vgl. Risikoeinschätzung, allgemeine↑

Sehprobleme: Schilderungen der zu pflegenden Person, z. B. Doppelsehen; ggf. Beobachtungen↑; ggf. Folgen, z. B. Sturz↑; ggf. Art und Resultat unternommener Maßnahmen; resultierender Hilfebedarf↑; ggf. Zeitpunkt und Name des informierten Arztes; durchgeführte Information↑/Beratung↑/Anleitung↑ und deren Resultat

Seitenlagerung: vgl. Positionierung↑

Sekret: Quelle; Austritt oder Ansammlung; Menge; Konsistenz; Farbe; Geruch; Trübung; ggf. Beimengungen; ggf. Art und Resultat unternommener Maßnahmen; ggf. Zeitpunkt der Probenentnahme↑; vgl. Exsudat↑

Selbstpflegedefizit: vgl. Hilfebedarf↑

Selbstständigkeit: Während bei einem älteren Menschen oft der Hilfebedarf↑ im Vordergrund steht, steht bei einem Kind meist die zunehmende Selbstständigkeit im Vordergrund. In beiden Fällen geht es jedoch darum, zu erkennen, welche Tätigkeiten/Teilschritte die pflegebedürftige Person selbst übernehmen kann und welche ihr im Rahmen der entwicklungsfördernden bzw. aktivierenden Pflege nicht abgenommen werden sollen. Aus der Dokumentation der Selbstständigkeit bzw. des Hilfebedarfs lässt sich ableiten, welche Tätigkeiten der betroffene Mensch selbst durchführen oder welche Fähigkeiten mit ihm besonders geübt werden sollten, damit sie erhalten oder (wieder) erlernt werden.

Selbstversorgung: Ein Themenfeld der Strukturierten Informationssammlung↑ lautet Selbstversorgung. Dokumentiert wird im Rahmen des Erstgesprächs z. B. die Selbstständigkeit bzw. der Unterstützungsbedarf im Rahmen von Alltagsaktivitäten wie Körperpflege und Nahrungsaufnahme [5].

Sensibilitätsstörung: vgl. Wahrnehmungsstörung↑

Sicherheit: Ergebnisse der allgemeinen Risikoeinschätzung↑; ggf. Art und Resultat eingeleiteter Maßnahmen, z. B. Prophylaxen↑; durchgeführte Information↑/Beratung↑/Anleitung↑ und deren Resultat; ggf. Zeitpunkt und Name informierter Personen

SIS: vgl. Strukturierte Informationssammlung↑

Sitzbad: vgl. Teilbad↑

Skala: Name und ggf. Version der verwandten Skala; Ergebnis der Messung; Auswirkungen auf die Pflegeplanung↑ bzw. Maßnahmenplanung↑ (dort dokumentieren) bzw. ggf. Art und Resultat unternommener Maßnahmen; vgl. Assessment↑

Skin Tear: vgl. Hautläsion↑

Skleren: vgl. Augenbindehaut↑

Sodbrennen: ggf. zeitliche Abhängigkeit zur letzten Nahrungs-/Flüssigkeitsaufnahme; Höhe des Säureanstiegs (Speiseröhre, Mundraum); Häufigkeit; ggf. beobachtete Einflussfaktoren, z. B. bestimmte Speisen, Körperposition, und deren Wirkung; ggf. Art und Resultat unternommener Maßnahmen; durchgeführte Information↑/Beratung↑/Anleitung↑

Somnolenz: vgl. Bewusstseinsstörung↑

Sonde: vgl. Magensonde↑, PEG-Sonde↑

Sonnenbrand: Lokalisation; Größe; Grad der Brandverletzung; ggf. Art und Resultat unternommener Maßnahmen; durchgeführte Information↑/Beratung↑/Anleitung↑ und deren Resultat; ggf. Zeitpunkt und Name der informierten Ärztin

Soor: Lokalisation; Ausmaß; Hautzustand↑; ggf. Art und Resultat unternommener Maßnahmen; durchgeführte Information↑/Beratung↑/Anleitung↑ und deren Resultat

Sopor: vgl. Bewusstseinsstörung↑

Sorgen: Art der geschilderten Sorgen; ggf. getroffene Absprachen↑; ggf. informierte Personen; ggf. Art und Resultat unternommener Maßnahmen

Sozialverhalten: Art, Häufigkeit und Ergebnis der Kontaktaufnahme zu welchen Menschen; Reaktion auf Kontaktaufnahme durch welche Menschen; Dauer der Kontaktsituationen; Beschreibung von gelungenen und nicht gelungenen Kontaktsituationen; Art der Beendigung der Kontaktsituation; Umgang/Verhalten↑ bei Problemen; ggf. vorangegangene und nachfolgende Situation bei auffälligem Sozialverhalten; Umgang mit Kritik gegenüber der eigenen Person; Kritikäußerungen gegenüber anderen Personen; Umgang mit

Nähe und Distanz; ggf. getroffene Absprachen↑; durchgeführte Information↑/Beratung↑/Anleitung↑ und deren Resultat; vgl. Blickkontakt↑; Gestik↑; Kommunikationsverhalten↑; Mimik↑

Spastik: betroffene Extremität(en); verursachende Situation/Bewegung; Entwicklung der Spastik nach deren akutem Auftreten; ggf. Art und Resultat unternommener Maßnahmen; Auswirkungen auf die Lebensführung; durchgeführte Information↑/Beratung↑/Anleitung↑ und deren Resultat; Hilfebedarf↑; vgl. Muskeltonus↑, Schmerzen↑

Spiel: Person, von der die Initiative zum Spiel ausgegangen ist; Fähigkeit, entwicklungsentsprechende Spiele auszuwählen; Art und Dauer des Spiels; Fähigkeit, ein Spiel zu Ende zu spielen; teilnehmende Personen; ggf. Umgang mit Problemen oder Niederlagen im Spiel; ggf. unternommene eingreifende Maßnahmen, z. B. zur Motivation↑, Streitschlichtung; vgl. Kommunikationsverhalten↑. **Hinweis:** Das Spielverhalten zu dokumentieren, kann vor allem dann erforderlich sein, wenn es um die Entwicklung von Kindern oder um kognitiv oder psychisch beeinträchtigte Menschen geht. Andere teilnehmende Personen werden nicht mit Namen, sondern mit Anzahl und/oder ggf. mit Beziehung zu der betroffenen Person, z. B. Mutter, Mitpatient, dokumentiert.

Sprachentwicklung: konkrete bzw. ca.-Anzahl der beherrschten Wörter; ggf. konkrete Nennung der bereits beherrschten Wörter; ggf. verwendete Wortneuschöpfungen und deren Bedeutung; Fähigkeit, Sätze zu bilden; Sprachverständnis bzw. Fähigkeit, Gesagtes zu verstehen; ggf. zur Kommunikation benutzte Hilfen/Hilfsmittel↑

Sprachstörung: konkrete Probleme mit Sprachbildung bzw. Sprachverständnis, z. B. Wortneuschöpfungen, Satzbauprobleme, dauerhaftes Reden, Wortfindungsstörung; konkrete Probleme beim Lesen und/oder Schreiben; vereinbarte Art der Verständigung; ggf. Bedeutung bestimmter Worte, Laute oder Gesten; benötigte Hilfsmittel↑; Fähigkeit und Hilfebedarf↑ im Umgang mit Hilfsmitteln

Sprechen: vgl. Stimme↑

Spucken: vgl. Erbrechen↑, Sodbrennen↑

Spülung: Körperregion; Beschreibung des ausgeschwemmten Materials in Farbe, Trübung, Menge, Beimengungen, Besonderheiten; Zustand der gespülten Körperregion; ggf. Dauer bzw. Anzahl der Wiederholungen; ggf. Komplikationen; Art und Menge der Spülflüssigkeit (ggf. angeordnet); anschließende Maßnahmen

Sputum: vgl. Auswurf↑, Sekret↑

Stammdatenblatt: Das Stammdatenblatt dient dazu, allgemeine Informationen über die zu pflegende Person zu dokumentieren, z. B. den Namen des Hausarztes, die Kontaktdaten von Angehörigen. Stammdatenblätter sind von Einrichtung zu Einrichtung und manchmal auch zwischen verschiedenen Stationen einer Einrichtung unterschiedlich und an den Bedarf der Einrichtung bzw. der Gruppe der zu pflegenden Menschen angepasst.

Status asthmaticus: vgl. Atemnot↑

Status epilepticus: vgl. Epileptischer Anfall↑

Steifes Gelenk: vgl. Gelenksteife↑

Sterbebegleitung: Art und Resultat unternommener Maßnahmen; Ablehnung↑ von Maßnahmen; Wünsche des pflegebedürftigen Menschen; mit ihm getroffene Absprachen↑

Stichverletzung: Situation, in der die Verletzung entstand; verursachende Person; beteiligter Gegenstand; Lokalisation; Länge; sofern erkennbar, z. B. anhand des Gegenstands, Tiefe der Verletzung; konkrete Beschreibung der Verletzung, z. B. klaffende oder ausreißende Wunde, Stärke der Blutung↑; ggf. Verunreinigungen; Art und Resultat unternommener Maßnahmen; ggf. Vitalzeichen↑; Zeitpunkt und Name der informierten Ärztin. **Hinweis:** Erstellt die Ärztin die Anamnese zur Stichverletzung, dokumentiert sie die oben genannten Informationen. Eine Doppeldokumentation durch die Pflegenden ist weder notwendig noch sinnvoll. Den Pflegenden obliegt es, den Verlauf der Wundheilung nach jeder Wundversorgung↑, die sie ohne die Ärztin durchführen, zu dokumentieren. Vgl. Insektenstich↑, Wunde↑

Stillen: Seite der Brust, mit der gestillt bzw. mit der begonnen wurde; ggf. Besonderheiten, z. B. Saugverhalten; Stillposition; ggf. vorher und anschließend ermitteltes Gewicht↑; ggf. notwendige Zufütterung (vgl. Flaschenmilchernährung↑); durchgeführte Information↑/Beratung↑/Anleitung↑ und deren Resultat; vgl. Abpumpen↑

Stimme: Richtung der (veränderten) Tonhöhe; ggf. Heiserkeit↑; Sicherheit/Unsicherheit der Stimme; ggf. Art und Resultat unternommener Maßnahmen; durchgeführte Information↑/Beratung↑/Anleitung↑ und deren Resultat

Stimmung: ggf. konkrete Äußerungen↑ zur Stimmung; Körperhaltung↑; Gestik↑; Mimik↑

Stimulation: vgl. auditive Stimulation↑, olfaktorische Stimulation↑, orale Stimulation ↑, taktil-haptische Stimulation ↑, vestibuläre Stimulation ↑, vibratorische Stimulation ↑, visuelle Stimulation ↑

Stoma: vgl. Anus praeternaturalis ↑

Storchenbiss: Lokalisation; Größe

Stottern: Beschreibung der konkreten Symptome, z. B. Wiederholung von Lauten oder Silben oder lautlose Blockaden; Häufigkeit; Situation, in der das Stottern auftritt; ggf. Einflussfaktoren und deren Wirkung; Umgang mit dem Stottern und Auswirkungen auf die Alltagsgestaltung; durchgeführte Information ↑/Beratung ↑/Anleitung ↑ und deren Resultat

Strabismus: vgl. Schielen ↑

Stressinkontinenz: vgl. Inkontinenz ↑

Striae: Lokalisation; Länge; Farbe

Stridor: inspiratorisch oder exspiratorisch; Begleiterscheinungen; ggf. Art und Resultat unternommener Maßnahmen; durchgeführte Information ↑/Beratung ↑/Anleitung ↑ und deren Resultat; ggf. Zeitpunkt und Name des informierten Arztes

Strukturierte Informationssammlung (SIS): Im Auftrag des Bundesministeriums für Gesundheit fand in 2013/2014 für den Bereich der ambulanten und stationären Langzeitpflege ein Projekt statt. Dieses hatte zum Ziel, die Pflegedokumentation ↑ zu optimieren, also mit geringerem Aufwand die Ziele der Pflegedokumentation trotzdem zu erreichen. In dem Projekt machte man die Erfahrung, dass die SIS maßgeblich dazu beiträgt, den späteren Dokumentationsaufwand zu verringern.

Die SIS wird im Rahmen des Erstgesprächs mit der pflegebedürftigen Person bzw. mit ihren Angehörigen eingesetzt. Ein Ziel besteht darin, die Wünsche und Vorstellungen des betroffenen Menschen zu berücksichtigen. Diese werden „schriftlich und ungefiltert" in der SIS festgehalten. Inzwischen haben zahlreiche stationäre und ambulante Pflegeeinrichtungen die SIS eingeführt.

Die SIS umfasst folgende Bereiche des Neuen-Begutachtungs-Assessments (NBA), die im Rahmen der SIS als Themenfelder oder pflegerelevante Kontextkategorien bezeichnet werden: Kognition und Kommunikation ↑; Mobilität und Bewegung ↑; krankheitsbezogene Anforderungen und Belastungen ↑; Selbstversorgung ↑; Leben in sozialen Beziehungen ↑ und für die ambulante Pflege zusätzlich den Bereich Haushaltsführung ↑.

Die SIS bildet den Anfang eines vierschrittigen Pflegeprozesses ↑. Das heißt: Es werden auch nur vier Schritte dokumentiert – und damit der Dokumentationsaufwand minimiert.

So dokumentieren die Pflegefachpersonen im Rahmen des Erstgesprächs ohnehin die Pflegeprobleme ↑ und Ressourcen ↑ der pflegebedürftigen Person. Daher werden sie in der Pflegeplanung ↑ nicht erneut dokumentiert, sondern aus der Anamnese ↑ als 1. Schritt des Pflegeprozesses verwandt. Wird die SIS später um Informationen ergänzt, sind diese mit Datum und Handzeichen zu versehen. Nach gravierenden Änderungen, z. B. einem Krankenhausaufenthalt, kann es sinnvoll sein, die SIS komplett neu auszufüllen.
Die weiteren drei dokumentierten Schritte des Pflegeprozesses sind die Maßnahmenplanung ↑, die Durchführung sowie die Evaluation ↑ [2]. Vgl. Durchführungsnachweis ↑, Pflegebericht ↑
Hinweis: Einrichtungen, die die SIS umsetzen möchten, müssen eine Schulung durchlaufen [www.ein-step.de]

Stuhl: Farbe; Menge; Konsistenz/Form; Geruch; Beimengungen; Auflagerungen; vgl. Stuhlgang ↑

Stuhlgang: Besonderheiten, z. B. Schmerzen ↑, Bedarf zu pressen; ggf. Frequenz; ggf. ungewollter Verlust von Stuhl; ggf. Art und Resultat unternommener Maßnahmen zur Regulierung des Stuhlgangs; ggf. durchgeführte Information ↑/Beratung ↑ und deren Resultat; vgl. Inkontinenz ↑; Stuhl ↑

Stuhlinkontinenz: vgl. Inkontinenz ↑

Stuhlverhalt: Zeitpunkt des letzten Stuhlgangs ↑; ggf. Schmerzen ↑; ggf. Art und Resultat unternommener Maßnahmen; durchgeführte Information ↑/Beratung ↑/Anleitung ↑ und deren Resultat; ggf. Zeitpunkt und Name der informierten Ärztin

Stupor: vgl. Bewusstseinsstörung ↑

Sturz: Ort des Sturzes; Auffindesituation; Tätigkeit vor dem Sturz; Zustand (physisch und psychisch) vor dem Sturz; Ursache (ggf. Vermutung ↑); Position nach dem Sturz; Vitalzeichen ↑; genutzte/nicht genutzte Hilfsmittel ↑; Folgen des Sturzes; ggf. Personen, die den Sturz beobachtet haben; ggf. Art und Resultat unternommener Maßnahmen; durchgeführte Information ↑/Beratung ↑/Anleitung ↑ und deren Resultat; ggf. Zeitpunkt und Name des informierten Arztes; vgl. Risikomatrix ↑, Unfall ↑
Hinweis: Die Sturzgefährdung wird im Rahmen der Anamnese dokumentiert und in der Pflegeplanung ↑ bzw. Maßnahmenplanung ↑ berücksichtigt. Vgl. Risikomatrix ↑

Sturzprophylaxe: Art und Resultat unternommener Maßnahmen; durchgeführte Information ↑/Beratung ↑/Anleitung ↑ und deren Resultat; vgl. Hilfsmittel ↑, Risikomatrix ↑, Sturz ↑, Sturzgefährdung, Prophylaxe ↑, [12]

Stützkorsett: vgl. Korsett↑

Substanzmissbrauch: vgl. Suchtmittelmissbrauch↑

Suchdiät: vgl. Nahrungsmitteltoleranztest↑

Suchreflex: Vorhandensein/Fehlen, ggf. alternative Reaktion des Kindes

Suchtmittelmissbrauch: Da die Pflegenden nicht zwangsläufig den Suchtmittelmissbrauch eines zu pflegenden Menschen sehen bzw. erleben, müssen sie sich bei der Dokumentation mitunter rein auf ihre Eindrücke und die Angaben der zu pflegenden Person verlassen. Je nach Einrichtung kann es sein, dass die Erfragung dieser Informationen in den Zuständigkeitsbereich einer anderen Berufsgruppe fällt.
Erfasst bzw. erfragt werden sollten: Art und Menge des Suchtmittels; Zeitpunkt und Dauer des Konsums; Verhalten↑; Äußerungen↑ und Kommunikationsvermögen; Art und Resultat unternommener Maßnahmen; ggf. informierte Personen und deren Namen, z. B. Arzt, Angehörige.
Hinweis: Ggf. macht es Sinn, die oben genannten Fragen unmittelbar nach dem Verdacht eines Suchtmittelmissbrauchs und zusätzlich zu einem späteren Zeitpunkt, zu dem die Wirkung bereits nachgelassen hat, erneut zu stellen. Die Angaben der pflegebedürftigen Person sind als Zitate zu dokumentieren, da die Pflegenden deren Wahrheitsgehalt in den meisten Fällen nicht prüfen können.

Suizid: Ort und Situation des Auffindens; Vitalzeichen↑; ggf. unternommene Reanimationsversuche↑; Zeitpunkt und Name der informierten Ärztin; vgl. Suizidalität↑

Suizidalität: Äußerungen↑ zu Apellen oder Suizidgedanken; Art und Dauer von Aktivitäten; Erkenntnisse bei Kontrollgängen; Mimik↑; Interaktion↑ mit anderen Personen; Verhalten↑; Emotionen↑; Kommunikationsverhalten↑; unternommene Präventivmaßnahmen; ggf. getroffene Absprachen↑; Zeitpunkt und Name des informierten Arztes; vgl. Antriebsarmut↑, Antriebssteigerung↑, Stimmung↑

Symptom, abwesendes: Zu dokumentieren, was gerade nicht wahrgenommen wurde, würde im Normalfall eine unendliche Aufgabe sein.
Es gibt jedoch Situationen, in denen gerade die Abwesenheit von Symptomen dokumentiert werden sollte. Dies ist der Fall, wenn mit bestimmten Symptomen oder Reaktionen gerechnet wird, die dann jedoch nicht eintreten. Ein Beispiel hierfür ist, das Fehlen von Stuhlgang nach einer Bauchoperation. Hier sollte durch die Doku-

mentation deutlich werden, dass die Pflegenden geklärt haben, ob die operierte Person Stuhlgang hatte und dass dies verneint wurde. Sonst könnte davon ausgegangen werden, dass die Ausscheidung lediglich nicht dokumentiert wurde. Fehlender Stuhlgang nach einer Bauchoperation kann jedoch Komplikationen anzeigen und sollte daher bekannt sein.

T

Tachykardie: vgl. Pulsmessung ↑

Tachypnoe: vgl. Atemprobleme ↑, Atmung ↑

Tagesstruktur: Die Erstellung einer Tagesstruktur, z. B. für pflegebedürftige Menschen in einer Langzeitpflegeeinrichtung, gehört zwar nicht in den Bereich des Pflegeberichts ↑, sondern in den Bereich der Pflegeplanung ↑ bzw. Maßnahmenplanung ↑. Gleichwohl kann durch eine sorgsame Führung des Pflegeberichts bei einer neu aufgenommenen Person erkannt werden, welche Tagesstruktur für sie wichtig ist bzw. welche zu ihr passt. Auf der anderen Seite ist es möglich, die Tagesstruktur zu nutzen, um durchgeführte Maßnahmen zu dokumentieren.

Taktile Wahrnehmungsstörung: vgl. Wahrnehmungsstörung ↑

Taktil-haptische Stimulation: verwendete Materialien; Art und Dauer der Anwendung; Reaktion der betroffenen Person

Tamponade, Anlage: Lokalisation; Art und Menge des verwandten Materials (i. d. R. nach Anordnung); Resultat der Tamponade, z. B. Blutungsstopp; durchgeführte Information ↑/Beratung ↑/Anleitung ↑ und deren Resultat

Tamponade, Entfernung: Zustand des Materials; Resultat, z. B. erneute Blutung ↑; Zustand der ehemals tamponierten Körperregion; ggf. weitere Wundversorgung ↑; durchgeführte Information ↑/Beratung ↑/Anleitung ↑ und deren Resultat; ggf. Zeitpunkt und Name der informierten Ärztin

Tamponade, liegende: ggf. Einschränkungen oder Äußerungen ↑ der zu pflegenden Person; ggf. Komplikationen, z. B. durchsickerndes Exsudat ↑; durchgeführte Information ↑/Beratung ↑/Anleitung ↑ und deren Resultat; ggf. Zeitpunkt und Name des informierten Arztes

Tätigkeiten: vgl. Maßnahmen ↑

Taubheitsgefühl: Dauer; Lokalisation; ggf. Ausmaß an verbleibender Wahrnehmungsfähigkeit; ggf. vermutete Ursache; ggf. Hilfebedarf ↑; Art und Resultat unternommener

Maßnahmen; durchgeführte Information↑/Beratung↑/Anleitung↑ und deren Resultat; ggf. Zeitpunkt und Name der informierten Ärztin

Teilbad: gebadeter Körperteil; Dauer des Bades; ggf. verwandter Badezusatz; beobachtete Wirkung; ggf. Besonderheiten des Hautzustands↑

Teilwaschung: gewaschener Körperteil; ggf. verwandter Reinigungszusatz; beobachtete Wirkung; ggf. Besonderheiten des Hautzustands↑

Telefonische Anordnung: vgl. Anordnung, ärztliche, telefonische↑

Temperatur: vgl. Fieber↑, Körpertemperatur↑

Test: vgl. Untersuchung↑

Tetraplegie: vgl. Lähmung↑

Themenfeld: vgl. Strukturierte Informationssammlung↑

Thoraxdrainage: vgl. Drainage↑

Thromboseprophylaxe: unternommene Maßnahmen; durchgeführte Information↑/Beratung↑/Anleitung↑ und deren Resultat; vgl. Kompressionstherapie↑, Mobilisation↑, Prophylaxe↑

Thrombosestrümpfe: vgl. Kompressionsstrümpfe↑

Tic-Störung: Beschreibung des Tics; Häufigkeit; Dauer; Situation, in der der Tic (verstärkt) auftritt; ggf. Einflussfaktoren und deren Wirkung; Umgang mit dem Tic; Auswirkungen auf die Alltagsgestaltung; ggf. Situationen, in denen sich ein erwarteter Tic nicht gezeigt hat; durchgeführte Information↑/Beratung↑/Anleitung↑ und deren Resultat; vgl. Verhalten↑

Time-out: vgl. Freiheitsentziehende Maßnahme↑

Tinnitus: erstes Auftreten; vorangegangene Situation; Tonhöhe und -stärke (ggf. Vergleich beschreiben); dauerhaftes oder intermittierendes Geräusch; gleichbleibender oder sich ändernder Ton; ggf. Art und Resultat unternommener Maßnahmen; Zeitpunkt und Name des informierten Arztes

Toilettentraining: Toilettengänge; Trinkverhalten↑; ggf. Stärke des Einnässens zwischen Toilettengängen; bei Auffälligkeiten Hautzustand↑; Hilfebedarf↑; durchgeführte Information↑/Beratung↑/Anleitung↑ und deren Resultat; vgl. Blasentraining↑, Kontinenzförderung↑, Inkontinenz↑

Toter, Auffindung: genauer Zeitpunkt der Auffindung; Vitalzeichen↑; genauer Zeitpunkt und Name des informierten Arztes; Namen informierter Angehöriger (sofern nicht durch Arzt erledigt); in Verwahrung genommene Gegenstände (durch zwei Personen bzw. mit Zeugen dokumentieren) bzw. Auflistung der an Angehörige ausgehändigten Gegenstände mit Gegenzeichnung der Angehörigen (ggf. auf separatem Blatt). **Hinweis:** Die Pflegenden dokumentieren die Auffindung der Person bzw. des Leichnams, der Todeszeitpunkt wird vom Arzt dokumentiert, der den Tod offiziell feststellt und den Totenschein ausfüllt.

Toter, Versorgung: durchgeführte Maßnahmen; ggf. einbezogene Angehörige; ggf. entfernte pflegerische Hilfsmittel oder Wertgegenstände, z. B. Hörgeräte, Schmuck, und deren Verbleib – Aushändigung an Angehörige gegenzeichnen lassen; Übergabezeitpunkt des Leichnams an den Bestatter

Tracheostoma-Versorgung: Hautzustand ↑ bzw. Zustand der Wunde ↑ bei neuem Tracheostoma; Sekret ↑; konkret vorgenommene Tätigkeiten, z. B. (Teil-)Kanülenwechsel; Cuffdruck ↑ bei geblockter Kanüle; verwendete Hilfsmittel ↑

Training: Art der Übung; Ziel; Anzahl der Wiederholungen bzw. Dauer des Trainings; Ergebnis; durchgeführte Information ↑/Beratung ↑/ Anleitung ↑ und deren Resultat; ggf. getroffene Absprachen ↑

Transfer: Art des Transfers (von wo nach wo); ggf. konkretes Vorgehen (für Verbindlichkeit im Pflegeteam, zur späteren Aufnahme in die Pflegeplanung ↑ bzw. Maßnahmenplanung ↑); Hilfebedarf ↑ bzw. (Teil-) Schritte, welche die zu pflegende Person selbst übernimmt; Reaktion des pflegebedürftigen Menschen, insbesondere nach erstmaligem Transfer nach längerer Bettruhe oder postoperativ; ggf. Äußerungen ↑ der zu pflegenden Person

Trauer: Verhalten ↑; Äußerungen ↑; Emotion ↑; Gefühl ↑; getroffene Absprachen ↑; ggf. Art und Resultat unternommener Maßnahmen; durchgeführte Information ↑/Beratung ↑/Anleitung ↑ und deren Resultat. **Hinweis:** Trauerreaktionen und Traurigkeit treten nicht nur vor, während oder nach dem Tod eines Angehörigen auf, sondern können z. B. auch Eltern eines kranken Neugeborenen oder Menschen, die eine frühere Fähigkeit verlieren, treffen. Auch diese Trauer/Traurigkeit sollte dokumentiert werden.

Traurigkeit: vgl. Trauer ↑

Tremor: vgl. Aktionstremor ↑, Ruhetremor ↑

Trinkverhalten: geäußerter Durst; Art des Getränks; Trinkmenge; ggf. benutztes Hilfsmittel ↑; ggf. Fähigkeiten und Probleme im Umgang mit dem Hilfsmittel; ggf. Probleme beim Trinken, z. B. Aspiration ↑; durchgeführte Information ↑/ Beratung ↑/Anleitung ↑

U

Übelkeit: konkret geäußerte Beschwerden; Art und Resultat unternommener Maßnahmen; ggf. Zeitpunkt und Name der informierten Ärztin; vgl. Erbrechen ↑

Überdosierung, Medikamente: vgl. Zwischenfall ↑

Überforderung: Situation, in der die Überforderung aufgefallen ist; Art der Überforderung bzw. konkretes Problem; geleistete Unterstützung; durchgeführte Information ↑/Beratung ↑/Anleitung ↑ und deren Resultat; ggf. weiterer Hilfebedarf ↑; ggf. getroffene Absprachen ↑

Übergriff: vgl. Verhalten, aggressives ↑; Verletzungen durch Aggression ↑; Zwischenfall ↑

Überlaufinkontinenz: vgl. Inkontinenz, Harn ↑

Überlaufsonde: vgl. Ablaufsonde ↑

Überleitung: vgl. Entlassung ↑

Übernahme: konkrete Tätigkeiten bzw. Maßnahmen, die teilweise oder vollständig für die zu pflegende Person übernommen wurden, und deren Umfang; ggf. getroffene Absprachen ↑; vgl. Hilfebedarf ↑, Unterstützung ↑

Überzuckerung: vgl. Hyperglykämie ↑

Ulcus cruris: vgl. Wunde ↑

Umfang: Körperteil; konkrete Lokalisation der Messung, z. B. Messabstand zu einer bestimmten Körperstruktur oder Art der Kennzeichnung auf der Haut; Umfangsmaß mit Einheit; ggf. Vergleichsmessung, z. B. an der anderen Extremität mit entsprechender Dokumentation

Umschlag: vgl. Auflage ↑

Unerwünschte Wirkung, Arzneimittel: vgl. Arzneimittelintoleranz ↑

Unfall: vorangehende Situation; konkreter Ablauf des Unfallereignisses; Unfallfolgen; ggf. Ergebnisse einer ersten Untersuchung ↑; Verhalten ↑ nach dem Unfall; Vitalzeichen ↑; ggf. Bewusstseinsstörung ↑; Äußerungen ↑; Art und Resultat unternommener Maßnahmen; ggf. Zeitpunkt und Name des informierten Arztes; vgl. Zwischenfall ↑; ggf. Nutzung eines speziellen Formblatts „Unfallbericht“

Unfallprävention: vgl. Gesundheitsförderung ↑, Prophylaxe ↑

Unruhe, motorische: Dauer; Verhalten ↑, z. B. Umherlaufen, Sich-im-Bett-Wälzen; ggf. Auslöser; ggf. Auswirkungen; ggf. Art und Resultat unternommener Maßnahmen; ggf. Zeitpunkt und Name der informierten Ärztin; vgl. Verhalten ↑

Unterkühlung: vgl. Hypothermie ↑

Unterlassung: Art der unterlassenen Maßnahme; Grund der Unterlassung; ggf. stattdessen durchgeführte Maßnahmen; ggf. Absprachen↑ mit dem pflegebedürftigen Menschen; ggf. Zeitpunkt und Name des informierten Arztes oder anderer Person; vgl. Ablehnung↑

Unterstützung: konkrete Tätigkeiten bzw. Maßnahmen, bei denen der pflegebedürftige Mensch Unterstützung benötigte und wie diese Unterstützung aussah, z. B. welches Material bereitgelegt wurde; vgl. Hilfebedarf↑, Übernahme↑

Unterstützungsbedarf: vgl. Hilfebedarf↑

Untersuchung: ggf. Dauer; Art der Untersuchungsmaßnahme; Ergebnis, ggf. mit Einheit; ggf. Art und Resultat unternommener Maßnahmen; ggf. Zeitpunkt und Name der informierten Ärztin; vgl. Langzeituntersuchung↑, Probenentnahme↑. **Hinweis:** Ärztlich durchgeführte Untersuchungen werden vom Arzt selbst dokumentiert, auch wenn Pflegende ggf. Teilschritte, z. B. Anreichen von Gegenständen oder assistierende Tätigkeiten übernehmen.

Untersuchungsnachsorge: Art der Maßnahme, z. B. Kontrolle der Vitalzeichen↑, Pupillenreaktion↑, mit Ergebnis; Verhalten↑; ggf. Wahrnehmungen↑; bei Auffälligkeiten ggf. Zeitpunkt und Name des informierten Arztes

Unterzuckerung: vgl. Hypoglykämie↑

Unverträglichkeit: vgl. Allergische Reaktion↑, Erbrechen↑, Nahrungsmittelunverträglichkeit↑

Urin: Klarheit/Trübung; Farbe; Menge; Geruch; Beimengungen, z. B. Blutkoagel, Sediment; ggf. ermittelte Messergebnisse

Urinbeutel: Anlage bzw. Abnahme; Toleranz durch die zu pflegende Person; Hautzustand↑ nach Abnahme; vgl. Probenentnahme↑, Urin↑

Urtikaria: vgl. Effloreszenzen↑, Enanthem↑, Exanthem↑

Uterusprolaps: Größe; Farbe; ggf. Art und Resultat unternommener Maßnahmen; Zeitpunkt und Name der informierten Ärztin

V

Venenkatheter, peripherer: Verbandwechsel↑ mit verwendetem Material; Hautzustand↑; Systemwechsel/Diskonnektion; ggf. Probleme, z. B. Schwellung↑ oder Schmerz↑; ggf. Art und Resultat unternommener Maßnahmen; ggf. Zeitpunkt und Name des informierten Arztes; vgl. Infusion↑. **Hinweis:** Die Anlage des Venenkatheters dokumentiert die anlegende Person, also in der Regel der Arzt.

Venenkatheter, zentraler (ZVK): Verbandwechsel ↑ mit verwendetem Material; Hautzustand ↑; Systemwechsel/Diskonnektion; ggf. Probleme, z. B. Schwellung ↑ oder Schmerz ↑, auch in nicht unmittelbarer Nähe des ZVK; ggf. Zeitpunkt und Name der informierten Ärztin; vgl. Infusion ↑. **Hinweis:** Die Anlage des Venenkatheters dokumentiert die anlegende Ärztin.

Verätzung: Substanz; sofern bekannt oder geschätzt: Menge; betroffener Körperteil; Symptome; Vitalzeichen ↑; ggf. Art und Resultat unternommener Maßnahmen; Zeitpunkt und Name des informierten Arztes; ggf. telefonische Anweisungen der Giftnotrufzentrale unter Angabe der entsprechenden Giftnotrufzentrale; ggf. Verhalten ↑; vgl. Ingestion ↑

Verband: Lokalisation; Anlage bzw. Abnahme; verwendetes Material; ggf. Aussehen, z. B. Durchtritt von Blut; ggf. Reaktionen der zu pflegenden Person, z. B. Schonhaltung ↑; ggf. Sitz und Besonderheiten von Fixierungsmitteln; vgl. Wundversorgung ↑

Verbandwechsel: vgl. Wundversorgung ↑

Verbrennung: Hergang; betroffener Körperteil; Grad der Verbrennung; Größe des verbrannten Areals; ggf. Begleitsymptome, z. B. der Atmung ↑; Schmerz ↑; Vitalzeichen ↑; Art und Resultat unternommener Maßnahmen; Zeitpunkt und Name der informierten Ärztin. **Hinweis:** Erstellt die Ärztin die Anamnese zu der Verbrennung, dokumentiert sie die oben genannten Informationen. Eine Doppeldokumentation durch die Pflegenden ist weder notwendig noch sinnvoll. Den Pflegenden obliegt es, den Verlauf der Wundheilung nach jeder Wundversorgung ↑ zu dokumentieren, sofern sie diese ohne Ärztin durchführen, ansonsten dokumentiert die Ärztin die Wundversorgung. Vgl. Wunde ↑

Verbrühung: Art und Menge der Flüssigkeit; vorangehende Situation; betroffener Körperteil; Größe des verbrühten Areals; Schmerzen ↑; ggf. Begleitsymptome; Grad der Verbrühung; Art und Resultat unternommener Maßnahmen; Zeitpunkt und Name des informierten Arztes; vgl. Verband ↑, Wunde ↑, Wundversorgung ↑. **Hinweis:** Erstellt der Arzt die Anamnese zur Verbrühung, dokumentiert er die oben genannten Informationen. Eine Doppeldokumentation durch die Pflegenden ist weder notwendig noch sinnvoll. Den Pflegenden obliegt es, den Verlauf der Wundheilung nach jeder Wundversorgung ↑ zu dokumentieren, sofern sie diese ohne Arzt durchführen, ansonsten dokumentiert der Arzt die Wundversorgung. Vgl. Wunde ↑

Verdauungsbeschwerden: vgl. Diarrhö↑, Obstipation↑

Vereinbarung: vgl. Absprachen↑

Vergiftung: vgl. Ingestion↑

Verhalten: Der Pflegebericht↑ soll die Situation des zu pflegenden Menschen beschreiben. Im „normalen" Alltag ist es jedoch nicht notwendig, minutiös zu dokumentieren, wann der Mensch sich wie verhält, das heißt, wann er was getan, gesagt oder welche Gefühlsregung er gezeigt hat.
Anderes gilt, wenn anhand des Verhaltens das Befinden des Menschen erkennbar ist, wenn der Mensch sich auffällig verhält und dies seinen Gesundheits- und Pflegezustand beeinflusst oder wenn er gar sich selbst oder anderen Menschen durch sein Verhalten schadet. In diesen Fällen ist das Verhalten zu dokumentieren, damit auch im Nachhinein möglich ist, die Situation zu beurteilen. Dabei ist wichtig, zu beschreiben, was beobachtet wurde und nicht zu deuten, wie sich die pflegebedürftige Person gefühlt oder was sie gedacht haben könnte. Relevant für den Pflegebericht sind besondere Äußerungen↑, Gestik↑, Mimik↑, Körperhaltung↑, Bewegung↑ und Aktivitäten/Tätigkeiten der betroffenen Person sowie ihre Interaktion↑ mit anderen Menschen.

Verhalten, aggressives: Dauer; vorhergehende Situation; verbale Aggression: Ausdrücke zitieren; tätliche Aggression: Art des Angriffs, z. B. Beißen, Kratzen; ggf. benutzte Gegenstände; Personen, auf die sich die Aggression/Autoaggression richtete; ggf. anderen zugefügte Verletzungen↑ (konkrete Details aus Datenschutzgründen nur in der Dokumentation der angegriffenen Person dokumentieren) oder eigene Verletzungen; Art und ggf. Dauer unternommener Maßnahmen; Resultat der Maßnahmen; ggf. getroffene Absprachen↑; ggf. Zeitpunkt und Namen informierter Personen, z. B. Arzt, Angehörige

Verhalten, emotionales: Situation; Gestik↑, Mimik↑ und Äußerungen↑; Reaktion der Pflegenden; Situation nach und Reaktion des pflegebedürftigen Menschen auf Maßnahmen der Pflegenden; ggf. getroffene Absprachen↑

Verletzung: Art der Verletzung; Lokalisation; Ausmaß/Größe; Aussehen; Folgen, z. B. Blutung↑; Allgemeinzustand↑; ggf. Vitalzeichen↑; ggf. Bewusstseinslage↑; ggf. Art und Resultat unternommener Maßnahmen; ggf. Zeitpunkt und Name der informierten Ärztin; vgl. Erfrierung↑, Fremdkörperverletzung↑, Unfall↑, Verätzung↑, Verbrennung↑, Verbrühung↑, Verletzungen durch Aggression↑; Zwischenfall↑

Verletzungen durch Aggression: Verletzungen↑ aufgrund von autoaggressivem Verhalten werden im Pflegebericht↑ der aggressiven Person mit Tathergang beschrieben. Verletzungen, die einer anderen Person zugefügt wurden, und deren Heilungsverlauf werden im Pflegebericht der betroffenen Person beschrieben – ebenfalls unter Berücksichtigung des Tathergangs. Sind Pflegende von aggressiven Handlungen betroffen, ist der Betriebsarzt zu informieren und die Verletzung als Betriebsunfall zu melden. Vgl. Verhalten, aggressives↑

Vermutung: Vermutungen sollten nur sehr zurückhaltend dokumentiert werden, denn konkrete Wahrnehmungen↑ bieten eine verlässlichere Aussage über die Situation einer zu pflegenden Person. Dennoch kann es notwendig sein, Vermutungen zu dokumentieren, z. B. wenn es um den Verdacht einer Misshandlung von Schutzbefohlenen geht.
Vermutungen sind als solche zu kennzeichnen und wenn möglich anhand von konkreten Belegen, z. B. Aussagen oder körperlichen Merkmalen, zu beschreiben. Nicht zu vergessen ist, dass die pflegebedürftige Person, bei Kindern auch deren Sorgeberechtigten und bei Menschen, die einen Betreuer haben, auch der Betreuer ein Einsichtsrecht↑ in die über die pflegebedürftige Person geführte Dokumentation haben. Daher ist im konkreten Fall im interdisziplinären Team zu besprechen, wie mit der Dokumentation der Vermutung umgegangen werden soll und ob ggf. andere Personen oder offizielle Stellen einzuschalten sind.

Vernachlässigung: Allgemeinzustand↑; Zeichen von Deprivation oder Hospitalismus; zeitlicher und inhaltlicher Umfang, in dem sich die Bezugsperson um die zu pflegende Person kümmert; ggf. Art und Resultat unternommener Maßnahmen; durchgeführte Information↑/Beratung↑/Anleitung↑ und deren Resultat; ggf. Zeitpunkt und Name der informierten Ärztin

Verschlucken: vgl. Aspiration↑

Verstopfung: vgl. Obstipation↑

Verstorbener, Versorgung: vgl. Toter, Versorgung↑

Verwahrlosung: Allgemeinzustand↑; Art und Resultat unternommener Maßnahmen; Verhalten↑; ggf. Zeitpunkt und Name informierter Personen; vgl. Vernachlässigung↑

Verwirrtheit: vgl. Desorientierung↑

Vestibuläre Stimulation: verwendete Materialien; Art und Dauer der Anwendung; Reaktion der zu pflegenden Person

Vibrationsmassage: vgl. Abklopfen ↑

Vibratorische Stimulation: verwendete Materialien; Art und Dauer der Anwendung; Reaktion der zu pflegenden Person

Visite: vgl. Pflegevisite ↑

Visuelle Stimulation: verwendete Materialien; Art und Dauer der Anwendung; Reaktion der zu pflegenden Person

Visuelle Wahrnehmung: vgl. Wahrnehmungsstörung ↑

Vitalzeichen: vgl. Atmung ↑, Blutdruckmessung ↑, Pulsmessung ↑

Vollbad: vgl. Ganzkörperbad ↑

W

Wachstum: vgl. Entwicklung ↑

Wahn: Situation des ersten Auftretens; Wahnthema (sofern neu und noch nicht in der Anamnese ↑ bzw. Strukturierten Informationssammlung ↑ erhoben); Äußerungen ↑/ Symptome mit Dauer; Art und Resultat unternommener Maßnahmen; Zeitpunkt und Name des informierten Arztes; vgl. Kommunikation ↑, Mimik ↑, Sprache, Stimmung ↑, Verhalten ↑

Wahrnehmung: Wahrnehmungen bilden neben den Maßnahmen ↑ die Grundlage des Pflegeberichts ↑. Die Pflegenden hören, sehen, fühlen/tasten und riechen. Aus diesem Grund wird in diesem Buch weniger von Beobachtung, sondern von Wahrnehmung gesprochen.
Die Kunst besteht darin, nicht jede, sondern die relevanten Wahrnehmungen zu dokumentieren. Als relevant gelten Wahrnehmungen, die mit dem Pflege- und Gesundheitszustand der pflegebedürftigen Person zusammenhängen, z. B. Schmerzen ↑ oder Hilfsmittelbedarf ↑. Zudem sollte aus der Dokumentation hervorgehen, ob es sich um eine allgemeine/generelle Wahrnehmung handelt oder wo sie ggf. lokal verortet ist. So sagt z. B. „Rötung" allein nicht viel aus, wichtig ist, zu wissen, wie die Rötung aussieht, wo sie sich befindet usw. Nähere Hinweise zur Dokumentation dieser Details finden sich unter den einzelnen Stichworten. Ebenfalls relevant sind Wahrnehmungen, die das Ergebnis einer durchgeführten Maßnahme oder eines Verhaltens sind, z. B. Schmerzlinderung oder das Erbrechen ↑ nach hastigem Essen. Nicht zuletzt werden Wahrnehmungen dokumentiert, die eine Handlung auslösen, z. B. Hinlaufverhalten ↑ bei

dementen Menschen oder ein paravenöser Zugang. Der Pflegebericht sollte so gestaltet sein, dass sich eine nicht beteiligte Pflegefachperson ein Bild davon machen kann, was wann wo wahrgenommen wurde.

Wahrnehmungsstörung: betroffener Sinn (Hören, Sehen, Schmecken, Riechen, Fühlen); Art der Wahrnehmungsstörung (zu viel/intensiv, zu wenig, falsche Wahrnehmung); generalisierte oder lokale Wahrnehmungsstörung; Situation des ersten Auftretens/Bemerkens; ggf. infolge erlittene Schädigung; Auswirkungen im Alltag; ggf. Art und Resultat unternommener Maßnahmen; durchgeführte Information ↑/Beratung ↑/Anleitung ↑ und deren Resultat; ggf. Zeitpunkt und Name der informierten Ärztin

Wärmeanwendung: Grund; Dauer; Art der Wärmeanwendung; gewärmte(r) Körperteil(e); Resultat der Maßnahme; ggf. Körpertemperatur vor und nach der Anwendung; durchgeführte Information ↑/Beratung ↑/Anleitung ↑

Warzen: Lokalisation; Anzahl; Durchmesser und Höhe; Form; Beschaffenheit und Farbe der Oberfläche ggf. Auswirkungen auf die Beweglichkeit; ggf. Art und Resultat unternommener Maßnahmen; ggf. Name des informierten Arztes

Wäschewechsel: gewechselte Kleidungsstücke; ggf. Auffälligkeiten bzw. Absprachen ↑. **Wichtig:** Nicht jeder Wäschewechsel ist zu dokumentieren. Kann die Wäsche jedoch nicht selbstständig von der zu pflegenden Person gewechselt werden bzw. kann sie über den Wäschewechsel keine Auskunft geben und wird die Wäsche nicht regelmäßig gewechselt (vgl. Immerso-Regel ↑) und/oder hat der Wäschewechsel Auswirkungen auf den Gesundheits- und Pflegezustand, z. B. der Haut, so wird der Wäschewechsel dokumentiert. Dies gilt sowohl für die Kleidung als auch die Bettwäsche.

Waschung: vgl. Grundpflege ↑

Wassereinlagerung: vgl. Ödeme ↑

Wechselbad: Dauer und Anzahl der Wechsel; Temperaturen des kälteren und wärmeren Wassers; ggf. verwendete Zusätze; Reaktionen der zu pflegenden Person; Maßnahmen nach dem Wechselbad

Wechseldruckmatratze: Dauer der Einstellung; konkrete Einstellung mit Bezug zur Maßnahme bzw. zur Ruheposition; Reaktion des pflegebedürftigen Menschen; vgl. Bewegungsplan ↑

Weglaufverhalten: vgl. Hinlaufverhalten ↑

Weichlagerung: vgl. Positionierung ↑

Weinen: Das Weinen bei erwachsenen, kognitiv nicht eingeschränkten Menschen kann mit der Beschreibung von Emotion ↑ und Gefühl ↑ dokumentiert werden. Das Weinen bei Säuglingen, Kleinkindern und Menschen mit einer kognitiven Einschränkung hingegen ist auch ein Mittel der Kommunikation. Für die Pflegenden ist entscheidend, zu erkennen, was die zu pflegende Person mit dem Weinen ausdrücken möchte. Gerade Säuglinge und Kleinkinder weisen, je nach Ursache des Unwohlseins, meist unterschiedliche Arten zu weinen auf. Die Pflegenden dokumentieren, ob die pflegebedürftige Person Tränen absondert, sich ihre Gesichtsfarbe verändert, ob das Weinen sehr leise oder schrill ist, ob und ggf. wie das Gesicht verzerrt wird. Ebenso können Körperhaltung, -spannung und Gestik ↑ während des Weinens sowie der Zeitpunkt weiteren Aufschluss über die Ursache geben. Die Pflegenden dokumentieren die Art und das Resultat unternommener Maßnahmen. Führen diese zur Beruhigung der betroffenen Person, so kann durch eine gute Dokumentation bei erneutem Weinen das Bedürfnis des pflegebedürftigen Menschen ggf. schneller erkannt werden.
Wird, z. B. bei einem Neugeborenen oder Säugling, eine Anleitung ↑, Information ↑ oder Beratung ↑ der Eltern zum Umgang mit ihrem weinenden Kind durchgeführt, wird dies dokumentiert.
Wird durch das Weinen auf einen ärztlichen Behandlungsbedarf geschlossen, wird dokumentiert, wann welche Ärztin informiert wurde. Vgl. Schreien ↑

Wertgegenstände, entgegengenommene: Art des Wertgegenstands, ggf. mit genauerer Beschreibung, z. B. Marke, Farbe, Länge; und Anzahl der in Verwahrung genommenen Gegenstände (durch zwei Personen dokumentieren). **Wichtig:** Auch die Aushändigung wird mit Nennung der Person, an die ausgehändigt wurde, Art und Anzahl der Gegenstände, Zeitpunkt und Gegenzeichnung der annehmenden Person (ggf. auf separatem Bogen) dokumentiert.

Wickel: Dauer; Körperstelle; Temperatur (kalt/warm); ggf. genutzte Zusätze; ggf. Art und Anzahl der genutzten Tücher, vgl. Immerso-Regel ↑; allgemeine und ggf. Hautreaktion; Versorgung der jeweiligen Körperstelle nach der Anwendung

Wickeln, Kind/Säugling: Art der Ausscheidung ↑; Hautzustand ↑ des Genital-Anal-Bereichs; ggf. verwandte Wundschutzmittel; ggf. Besonderheiten, z. B. Einlagen in die Windel; durchgeführte Information ↑/Beratung ↑/Anleitung ↑ und deren Resultat

Winde: vgl. Blähungen ↑

Windeldermatitis: vgl. Intertrigo ↑, Soor ↑

Wirkung: Wie in der Einführung dieses Buchs erklärt, dokumentieren die Pflegenden vor allem zwei Bereiche: Wahrnehmungen, die sie gehört, gesehen, gefühlt, gerochen haben, sowie Maßnahmen, die sie durchgeführt bzw. unterstützt oder angeleitet haben (oder die ggf. von der zu pflegenden Person abgelehnt wurden). Um dem Pflegeprozess ↑ gerecht zu werden, ist entscheidend, dass auch die Wirkung einer Maßnahme nachvollzogen werden kann. Wie sich eine Maßnahme auswirkt, wird wiederum durch Wahrnehmung erkennbar, z. B. durch gemessene Werte, weniger Schmerzäußerungen oder ein verändertes Verhalten ↑.
Durch die dokumentierte Wirkung nimmt der Pflegebericht ↑ Einfluss auf die Pflegeplanung ↑ bzw. Maßnahmenplanung ↑. Denn stellt sich heraus, dass eine Maßnahme nicht zum angestrebten Pflegeziel ↑ führt, kann die Pflegeplanung bzw. Maßnahmenplanung angepasst werden. Gleiches gilt, wenn die beobachtete Wirkung dem angestrebten Pflegeziel entspricht. In diesem Fall kann das Pflegeproblem ↑ vielleicht aus der Pflegeplanung bzw. Maßnahmenplanung entfernt werden.
Würde die wahrgenommene Wirkung einer Maßnahme nicht dokumentiert werden, wäre nicht systematisch erfasst, welche Maßnahmen zu welchem Ergebnis führen. Die Pflegeplanung bzw. Maßnahmenplanung könnte damit nur „nach Gefühl" aktualisiert werden – und das wäre nicht professionell.

Wochenfluss: vgl. Lochien ↑

Wunde: Hat die pflegebedürftige Person mehrere Wunden, bietet es sich an, die Wunden zu nummerieren und dies zu dokumentieren, um Verwechslungen, auch bei der Wundversorgung ↑, auszuschließen. Dokumentiert werden: Lokalisation; bei chronischen Wunden oder Wunden, die voraussichtlich chronisch werden: Foto (nach Wundreinigung) jeweils aus der gleichen Perspektive, mit gleicher Belichtung und gleichem Abstand (Patientencode oder Vor- und Nachname, Geburts- und Erstellungsdatum sowie betroffene Körperregion müssen direkt auf dem Foto dokumentiert werden und können z. B. auf das Lineal geschrieben werden); genaue Einstellung des Fotoapparates; Länge (Achse wie Körperlänge) und Breite in cm; Wundumfang; ggf. Wundtiefe und Taschenbildung; Wundgrund (vorrangig vorhandene Gewebeart); Menge, Farbe und Konsistenz (klar,

milchig) von Exsudat↑; Beläge; Geruch (ja/nein); Farbe und Hautzustand↑ des Wundrandes, z. B. geschwollen, nekrotisch; Wundumgebung bis ca. 5 cm; ggf. vorliegende Entzündungszeichen; Schonhaltung↑; Zeitpunkt und Art der Wundversorgung↑; Empfinden des pflegebedürftigen Menschen an der betroffenen Stelle; Schmerzen↑; ggf. Entzündungs-/Infektionszeichen; Art der Beeinträchtigung der Lebensqualität; ggf. Einschränkungen der Selbstständigkeit; durchgeführte Information↑/Beratung↑/Anleitung↑ und deren Resultat; ggf. Zeitpunkt und Name des informierten Arztes.
Hinweis: Das Einverständnis des pflegebedürftigen Menschen zur Fotoaufnahme ist zwingend einzuholen und zu dokumentieren! Eine ausschließliche Wunddokumentation per Fotografie reicht nicht aus. Vgl. Dekubitus↑, Wundversorgung↑ [10, 18, 20]

Wundsein: vgl. Intertrigo↑

Wundversorgung: ggf. Zeitpunkt der vorangehenden Verabreichung von Schmerzmitteln; verwendete Materialien zur Reinigung und für den Verband; Beschreibung der Wunde↑ nach deren Reinigung; ggf. Abstrich↑ dokumentieren; ggf. Zeitpunkt und Name der informierten Ärztin

Wunsch: Zeitpunkt der Äußerung; Inhalt; ggf. getroffene Absprachen zur Umsetzung; ggf. informierte Personen

Z

Zahnen: Anzahl und Lokalisation der durchbrechenden Zähne; Sichtbarkeit des Zahns in mm; Begleiterscheinungen, z. B. Schmerzen↑; ggf. Art und Resultat unternommener Maßnahmen; durchgeführte Information↑/Beratung↑/ Anleitung↑ der Eltern und deren Resultat

Zahnpflege: Umfang des Hilfebedarfs↑; verwandte Utensilien; ggf. beobachtete oder geäußerte Auffälligkeiten; ggf. informierter Zahnarzt/vereinbarter Zahnarzttermin; vgl. Grundpflege↑

Zahnprothese: vgl. Gebiss, künstliches↑

Zahnspange: vgl. Hilfsmittel↑

Zehennagel: vgl. Fußnagel↑

Zeitpunkt: Den Zeitpunkt, zu dem eine Maßnahme↑ oder Wahrnehmung↑ stattgefunden hat, zu dokumentieren, ist immer notwendig und aus verschiedenen Gründen sinnvoll.
Einige Maßnahmen, z. B. die Verabreichung von Medikamenten, haben genau nach einem zeitlichen

Plan zu erfolgen. Andere Maßnahmen benötigen einen bestimmten Abstand zur vorhergehenden Maßnahme, z. B. beim Toilettentraining ↑.
Ebenso ist es wichtig, sich durch die Zeitangabe auch im Nachhinein noch ein Bild über den Verlauf von Wahrnehmungen und Maßnahmen machen zu können. Dies ist z. B. der Fall, wenn es um Zustände geht, welche die zu pflegende Person gefährden, z. B. Atemnot ↑, oder wenn die pflegebedürftige Person Verhaltensweisen zeigt, die ggf. andere gefährden, z. B. aggressives Verhalten ↑.
Wichtig ist, dass der Zeitpunkt der Dokumentation und der Zeitpunkt der Maßnahme bzw. Wahrnehmung erkennbar werden. Ist in einer Situation sofortiges Handeln erforderlich, z. B. bei Atemnot, und dokumentiert die Pflegende erst später, müssen also zwei Zeitpunkte aus der Dokumentation hervorgehen: der Zeitpunkt der Atemnot und der Zeitpunkt, zu dem diese und die unternommenen Maßnahmen dokumentiert wurden.

Zerumen: Farbe; ggf. Besonderheiten, z. B. Blutbeimengungen; vgl. Ohrenpflege ↑

Ziele: vgl. Pflegeziele ↑

Zittern: vgl. Aktionstremor ↑, Ruhetremor ↑

Zugang, venöser: vgl. Venenkatheter, peripherer ↑; Venenkatheter zentraler ↑

Zunge, belegte: Farbe, Struktur und Ausweitung des Belags; ggf. Zeitpunkt und Name des informierten Arztes; vgl. Mundpflege ↑

Zuwendung, durch Bezugsperson: Situationen der Kontaktaufnahme; Dauer und Art der Zuwendung; Verhalten ↑; Reaktion der zu pflegenden Person, z. B. Beruhigung; vgl. Bonding, postpartales ↑; Interaktion ↑

ZVK: vgl. Venenkatheter, zentraler ↑

Zwang: Situation vor der Zwangshandlung; ursächliche Vorstellung, Handlung oder Impuls in Bezug auf die zwanghafte Handlung (sofern neu und noch nicht in der Anamnese ↑ bzw. Strukturierten Informationssammlung ↑ erhoben); ggf. Folgen der Zwangshandlung; Häufigkeit und Qualität der Ausführung des vereinbarten Bewältigungsverhaltens; Verhalten in der Gruppe; Zeitpunkt und Name der informierten Ärztin; vgl. Stimmung ↑

Zwischenfall: Ein Zwischenfall, z. B. die versehentliche Verabreichung eines falschen Medikaments, sollte nie verschwiegen werden. Hierfür gibt es verschiedene Gründe:
Das gesamte Team kann aus dem Fehler lernen und Prozesse, die fehleranfällig sind, können überdacht werden.

Nur wenn bekannt ist, was wirklich mit der betroffenen Person geschehen ist, kann angemessen gehandelt werden.
Sollte es Spätfolgen oder gar eine juristische Auseinandersetzung geben, kann klar nachvollzogen werden, was wirklich vorgefallen ist. Es kommt nicht zu Mutmaßungen, die fehl am Platz sind und nicht weiterhelfen.
Nach einem Zwischenfall werden daher dokumentiert:
Genauer Zeitpunkt; Art und konkreter Ablauf des Zwischenfalls; ggf. vorangehende Situation;
Art und Resultat unternommener Maßnahmen; ggf. Ergebnisse einer ersten Untersuchung↑; Verhalten↑ und Symptome nach dem Zwischenfall; ggf. Vitalzeichen↑; ggf. Bewusstseinsstatus↑; Äußerungen↑; Zeitpunkt und Name des informierten Arztes; ggf. Nutzung eines speziellen Formblatts „Zwischenfall"; vgl. Einsichtsrecht↑, Unfall↑

Zyanose: Lokalisation oder generalisiert; Art und Resultat unternommener Maßnahmen; ermittelte Körpertemperatur↑ und Vitalzeichen↑; ggf. Zeitpunkt und Name der informierten Ärztin; vgl. Hautfarbe↑, Reanimation↑

Zyklus, Ovulation: vgl. Menstruation↑

Zystitis: Art der Beschwerden; ggf. Beschreibung des Urins↑; Art und Resultat unternommener Maßnahmen; durchgeführte Information↑/ Beratung↑/Anleitung↑ und deren Resultat; ggf. Zeitpunkt und Name des informierten Arztes

Zystitisprophylaxe: Art und Resultat unternommener Maßnahmen; durchgeführte Information↑/ Beratung↑/Anleitung↑ und deren Resultat; vgl. Miktion↑, Trinkverhalten↑, Prophylaxe↑

Literaturquellen und weiterführende Literatur

[1] Arbeits- und Sozialministerkonferenz 2013: Effizienzsteigerung der Pflegedokumentation. Magdeburg, 2013 (Anlage zu [2])

[2] Beikirch, E.: Praktische Anwendung des Strukturmodells – Effizienzsteigerung der Pflegedokumentation in der ambulanten und stationären Langzeitpflege. Berlin, Witten, 2014

[3] Berzlanovich, A.: Das Ziel: FeM auf ein unvermeidbares Mindestmaß beschränken. In: Praxis Pflegen. 16/2014, S. 12–14

[4] Böhme, H.: Was tun, wenn der Patient Maßnahmen ablehnt? In: Die Schwester Der Pfleger. 8/2017, S. 78

[5] Bundesministerium für Gesundheit: Handlungsanleitung zur praktischen Anwendung des Strukturmodells (ambulant/stationär), der integrierten Strukturierten Informationssammlung (SIS) mit der Matrix zur Risikoeinschätzung, der Maßnahmenplanung und der Evaluation sowie mit Hinweisen zum Handlungsbedarf auf der betrieblichen Ebene (Version 1.1). URL: www.standardsysteme.de/media/import/Dateien/Landingpages/Handlungsanleitung_zum_neuen_Strukturmodell_1.1.pdf [21.5.2023]

[6] Deutsches Netzwerk für Qualitätsentwicklung in der Pflege (Hrsg.): Expertenstandard Beziehungsgestaltung in der Pflege von Menschen mit Demenz. Osnabrück, 2019

[7] Deutsches Netzwerk für Qualitätsentwicklung in der Pflege (Hrsg.): Expertenstandard Dekubitusprophylaxe in der Pflege. Osnabrück, 2. Aktualisierung 2017

[8] Deutsches Netzwerk für Qualitätsentwicklung in der Pflege (Hrsg.): Expertenstandard Entlassungsmanagement in der Pflege. 2. Aktualisierung, Osnabrück, 2019

[9] Deutsches Netzwerk für Qualitätsentwicklung in der Pflege (Hrsg.): Expertenstandard Förderung der Harnkontinenz in der Pflege. 1. Aktualisierung, Osnabrück, 2014

[10] Deutsches Netzwerk für Qualitätsentwicklung in der Pflege (Hrsg.): Expertenstandard Pflege von Menschen mit chronischen Wunden. 1. Aktualisierung, Osnabrück, 2015

[11] Deutsches Netzwerk für Qualitätsentwicklung in der Pflege (Hrsg.): Expertenstandard Schmerzmanagement in der Pflege. Osnabrück, Aktualisierung 2020

[12] Deutsches Netzwerk für Qualitätsentwicklung in der Pflege (Hrsg.): Expertenstandard Sturzprophylaxe in der Pflege. Osnabrück, 2. Aktualisierung 2022

[13] Lücke, S.: Bei Fehlern haftet die Pflegeperson. Interview mit T. Siefarth. In: Die Schwester Der Pfleger. 11/2016, S. 22-25

[14] Medizinischer Dienst des Spitzenverbandes Bund der Krankenkassen, SEG 2 Sozialmed. Expertengruppe „Pflege" der MDK-Gemeinschaft: Ergänzende Erläuterungen für Qualitätsprüfungen in Pflegeeinrichtungen nach den Qualitätsprüfungs-Richtlinien – QPR bei Umsetzung des Strukturmodells zur Effizienzsteigerung der Pflegedokumentation. Stand 16.9.2015, Version 3 URL: https://md-bund.de/fileadmin/user_upload/150916_Ergaenzende_Erlaeuterungen_Effizienzsteigerung_Pflegedokumentation_final_Vers3.pdf [16.6.2023]

[15] Meier, B.: Fixierung: Zwischen Freiheit und Sicherheit. In: Praxis Pflegen. 16/2014, S. 1–6

[16] Ministerinnen und Minister, Senatorinnen und Senatoren für Arbeit und Soziales der Länder: Effizienzsteigerung der Pflegedokumentation. Magdeburg, 2013 (Anlage zu [2])

[17] Niedersächsisches Ministerium für Soziales, Frauen, Familie und Gesundheit. Geschäftsstelle des Landespflegeausschusses: Grundprinzipien und Leitlinien der Pflegedokumentation. Hannover, 2004

[18] Protz, K.: Was gehört in die Wunddokumentation? In: Die Schwester Der Pfleger. 9/2017, S. 40–44

[19] Siefarth, T.: Entbürokratisierung der Pflegedokumentation: Was die Pflege jetzt schon tun kann. In: Pflege- und Krankenhausrecht. 1/2014, S. 17–21

[20] Siefarth, T.: Kasseler Erklärung: Notwendiger Umfang der Pflegedokumentation aus haftungsrechtlicher Sicht der Juristischen Expertengruppe. Entbürokratisierung der Pflegedokumentation (2014). In: Pflege- und Krankenhausrecht. 1/2014, S. 15–17

Index

P

Q

R

S

V

W

Z

Notizen

Sie arbeiten in einem speziellen Bereich oder mit Menschen, die seltene/außergewöhnliche Pflegeprobleme aufweisen? Hier haben Sie Raum für eigene Notizen.